壹心理

壹心理联合出品

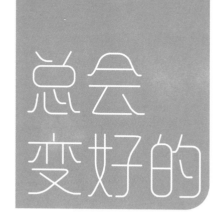

总会变好的

如何靠自己

摆脱抑郁

OVERCOME
DEPRESSION

彭 旭◎著

U0344605

中国法制出版社
CHINA LEGAL PUBLISHING HOUSE

每个人都有自我疗愈的能力

现代人的生活压力很大，所以很容易产生抑郁的问题。抑郁问题的典型表现是，长时间情绪低落，做事情提不起兴趣，很容易感到累，经常忍不住自责，甚至自伤自残，容易不受控制地发脾气，有时候会伴随躯体症状，比如睡眠障碍、食欲下降，或者身体不舒服，到医院检查却查不出什么毛病。

你会发现这些问题很普遍。其实，很多人已经成为抑郁症的易感人群，也就是说，这部分人群面临着由抑郁情绪转变成抑郁症的风险。现在在中国，抑郁症的患病率很高，每十几个人里就有一个人是抑郁症或者潜在的抑郁症患者。（中国的抑郁症患病率为6%，该数据来自2009年《柳叶刀》）

抑郁问题其实离我们很近，只是我们一直没有给予足够的重视。

我见过大家各种各样的应对方法，其中最常见的有四种。第一种是劝解自己，比如告诉自己"想开一点就好了"，但是人们往往发现有些心结就是想不通。第二种是担心自己是否得了抑郁症，结果陷入恐慌，情绪越来越不受控制。第三种是感到羞耻，觉得自己太脆弱、太糟糕，而不敢求助。第四种则是试过一些调节方法但是感觉没什么用，不知所措，干脆对抑郁置之不理。更糟的是，抑郁症患者常常得不到身边人的理解，甚至会招来讽刺和指责，结果更加孤独无助。

要知道，想走出抑郁的阴影，回避、压抑是行不通的，你需要用专业的干预方法来帮自己。那么该找谁呢？这是很多人的困惑。找精神科医生，好像自己有病似的。找心理咨询师，又不知道能不能解决自己的问题。

其实，不管是抑郁情绪，还是抑郁症，医学和心理学这两个角度都是不可或缺的。医生容易见病不见人，也就是只治疗身体，容易忽视心理问题，所以他们能缓解症状，但是治标不治本。心理咨询师容易见人不见病，也就是他们能解决心理问题，但是不能诊断抑郁症，可能会延误病情。抑郁问题的背后有着生理、心理和社会文化等很多因素，所以我们必须综合性地看待它，这才是有效的。

正是出于这样的原因，我在从事临床医学的学习和工作之后不久，在北京大学和中科院心理研究所修习了心理学，这样带着临床医学和心理学的双重视角，我能够更好地帮助人们。在工作中，我不断整合行为疗法、认知疗法、催眠、悟践疗法等多种心理流派的方法，以此来适应不同的人群。

每当我看到我的来访者从抑郁中走出来，找回快乐，过上自己想要的生活，我就觉得我的工作很有意义。其实每个人都有自我疗愈的能力，所以你也完全可以像他们一样甩掉抑郁问题。我希望本书能够给予你帮助。

本书分为四大部分，层层递进，带领你一步步远离抑郁问题。

第一部分，初步应对。这一部分会解答大家关于抑郁症的常见困惑，包括出现抑郁问题到底是不是你的错，为什么抑郁问题会找上你，什么是抑郁症，你应该怎么看待你的抑郁问题，等等。然后教给你一些实用的小技巧，缓解你的抑郁情绪，让你好过一些。

第二部分，治标更要治本。抑郁症不是单一的问题，所以我们要深入抑郁症的背后，从外因、内因、情绪、认知、行为、人际六个角度，针对具体问题进行深入分析，带领大家通过练习掌握既有用又适合自己的方法，一个个解决这些困扰。

第三部分，特殊问题。有一些情况需要特殊对待，比如女性的抑郁问题和孩子的抑郁问题，这一部分会带你进行深入认识，并且学会妥善地应对。

第四部分，升华成长。摆脱抑郁问题的最高境界不是彻底甩掉它，而是拥抱它，从中获得成长。所以我会在本书的最后一个部分，带领你进一步接纳自己，借助抑郁的经历强大你的内心世界，让你在以后的生活之路上走得更顺畅。

为了帮助大家取得更好的学习效果，每节课的最后都会布置一个课后练习，希望大家可以坚持去做，相信一段时间后，你会感受到发生在自己身上的明显变化。

如果你正受到抑郁问题的困扰，希望你用心地学完本书。你会发现你可以成为一个积极阳光的人，能够更好地照顾自己。

如果你想帮助身边受抑郁问题困扰的亲友，也可以推荐这本书给他，这是对他最大的帮助。

祝愿我们每个人都可以尽情享受生活中的快乐。

目录

PART **III** 第三部分
特殊问题 ...139

PART **IV** 第四部分
升华成长 ...159

PART Ⅰ

第一部分

初步应对

L<small>ESSON</small> 1 第一课 ————————————

抑郁症的评估和常见误区

┌─────────────────────────────────────┐

- 本节课你将掌握 -

1. 抑郁症的三个核心感受和八个其他感受。

2. 抑郁情绪和抑郁症的区别与关联。

3. 关于抑郁症的五大认识误区。

└─────────────────────────────────────┘

抑郁症在当前的社会中非常普遍。我们经常听到身边人说他负能量爆棚,感觉自己的身体被掏空。我们也会听说某些人积劳成疾,过劳而死。还有一些知名人士因为不堪忍受抑郁症的困扰而自杀。

很多人提到抑郁问题就会想到抑郁症,所以心情不好时就给自己贴上抑郁症的标签。其实在日常生活中,**我们很多时候感到的抑郁问题,只是抑郁情绪而已**。它和抑郁症的症状很类似,只不过症状的数量达不到抑郁症那么多,程度也没有那么重,所以达不到抑郁症的诊断标准。同时，大家也需要注意，**其实很多被抑郁问题困扰的人都是抑郁症的潜在易感人群**。也就是说，当抑郁情绪持续的时间长了，有可能会转化为抑郁症。

我们可以借助抑郁症的表现来认识一下抑郁情绪。不同的人对抑郁的感受有所不同，表现也有所区别，但有一些是共通的。你可以通过以下这些典型感受来判断自己是不是患上抑郁症了。

抑郁症有三个核心感受。第一个是心境低落。也就是情绪总提不起来，很难感到高兴或愉快，心里好像笼罩着一层雾霾，没有阳光。**第二个是兴趣丧失。**也就是原来喜欢的人现在懒得见了，原来感兴趣的事现在不愿意做了，即使强撑着做，也没有那么大的动力。**第三个是精力降低。**总感觉疲乏无力，做起事情来，心有余而力不足，以至于很多事情迟迟开动不了，或者虎头蛇尾。

抑郁症还有八个其他方面的附加感受。第一个是专注的能力降低了。也就是做事时不能保持注意力，很容易分心，觉得自己的效率降低了。

第二个是自信降低了。原来是一个很自信的人，现在突然变得没信心了。甚至有时候会觉得自己一无是处，给自己很低的评价，做什么事都没有勇气了。

第三个是自罪观念和无价值感。觉得自己活着就是社会的负担，浪费了社会的资源，甚至会有轻生的想法。

第四个是认为自己前途暗淡，悲观消极。感觉自己的人生没有什么希望，没有什么奔头，非常灰心。

第五个是想自杀，甚至真的会有自杀的行动。也有一些人会自伤、自残，比如拿烟头烫自己的皮肤，拿刀划自己的胳膊等。

第六个是睡眠障碍。 最突出的表现是早晨醒得早，情绪在早晨最差，一睁眼不知道这一天要干什么，非常苦恼。另外，就是入睡困难。一晚上辗转反侧就是睡不着，即使睡着了也睡得很浅，稍有动静就被吵醒了，或者是噩梦连连，一整夜都得不到真正的休息。

第七个是食欲下降。 面对再好的美食也不动心，久而久之体重减轻，日渐消瘦。

第八个是一些其他的行为。 比如，易激惹，点火就着，稍微有一点不愉快就会发泄在别人身上，以至于会做出一些恶作剧的行为。有这样一个案例，一大早在一个小区里，很多人发现自己的车半夜被划了。后来车主调监控发现是同一个人干的，找到这个人以后发现他原来是一个非常有公益心的居民。之所以做出这种恶作剧是因为他患了抑郁症，想借这种方式来宣泄自己心中的不满情绪。

还有一些人，会通过过度饮酒的方式来发泄抑郁症导致的各种情绪，这就是所谓的借酒浇愁。如果我们同时也有其他疾病，比如神经症，包括恐惧症或强迫症，那么在抑郁症发作的时候，其他疾病的症状也会加重或恶化。

接下来，我们来学习一下抑郁情绪和抑郁症有哪些区别。

一般情况下，抑郁情绪的症状会相对少一些，而且程度比较轻，维持的时间也相对较短。如果抑郁症的三个核心感受和八个附加感受你符合了很多个，而且程度很重，持续时间也比较长，那么你就有可能患上了抑郁症。需要注意的是，抑郁症的诊断必须去专业的心理医院，或者去正规医院的心理科或精神科请医生判断。切不可自己对照着一些标准或量表，就擅自诊断自己患上的是抑郁症。包括一般的心理咨询师，也是没有诊断资格的。

另外，抑郁情绪的产生大多是有外界原因的。比如，压力太大时，你会感觉到抑郁，或者发生了什么不好的事情时，你一时半会儿走不出来。这个时候，你就应该接受心理干预。而抑郁症的产生，其实很多情况下是由生理因素导致的，也就是你的身体发生了微妙的变化。因此除了心理干预，患者还需要接受生物干预，也就是药物治疗。而且，抑郁症很容易复发，它是一个周期性反复发作的疾病。

下面我们重点介绍一下**关于抑郁症的一些误区**。

第一个误区是标签化，就是把抑郁情绪等同于抑郁症，这是我们常犯的错误。大家由于不了解相关的知识，有时候会自己主观臆断，把诊断结果扩大化，谈抑郁色变，导致自己稍微有一点抑郁情绪就非常恐慌。如果大家学习了上文介绍的这些内容，就不用再动不动地担心自己得了抑郁症，可以给自己吃一颗定心丸。

第二个误区是轻视，对抑郁症掉以轻心，不当回事，任其自生自灭，这个时候就有可能出现漏诊的现象。所以当你感觉自己产生了一些抑郁情绪，你应该敏感地发现它们，并且及时寻找专业人员和专业机构来进行诊断和治疗。抑郁情绪还是比较好处理的，但是如果时间长了，抑郁问题转化成了抑郁症，处理起来就会比较麻烦，所以我们不能对自己的抑郁问题掉以轻心。

第三个误区是因为患抑郁症而产生一种羞耻感，把抑郁当成一种过错来看待。比如，很多人一讲到自己患有抑郁症，就好像感觉自己很娇气、很矫情，性格软弱，不堪一击。所以，他们讳疾忌医，不愿意面对，也怕别人知道。这种羞耻感与个人的性格有关系，与我们的社会文化也有关系。它会耽误我们的人生，让我们生活得越来越谨小慎微，有问题却不敢去解决。

那么正确的态度是什么呢？抑郁症就相当于我们在情绪上的一次小小的感冒，我们对待感冒的态度就是积极地进行治疗，这样会恢复得快一些，痛苦也会少一些，对待抑郁症同样应该如此。不要把它和我们的品行，甚至能力联系在一起。

第四个误区是把抑郁症的表现简单理解成不快乐。抑郁症有不同的表现，有的人本来非常乐观，整天喜笑颜开的，突然有一天微笑着跟我们说他很抑郁，我们会感觉他在开玩笑。实际上，他可能患了微笑型抑郁症。他已经习惯于把痛苦隐藏在内心深处，平时表现得很乐观，当他说自己感觉抑郁的时候，仍然是犹抱琵琶半遮面，表情上还是微笑的。所以，这种抑郁症往往伴有很强烈的掩饰性。

有的抑郁症表现为易激惹，就是突然变得很容易发脾气。我们可能会觉得困惑，如果某个人很容易生气，很容易与人吵架，这不是表明他能量很足吗？怎么反而是抑郁症呢？其实，这种易激惹的表现，正是因为他控制情绪的能力下降了，这也是抑郁症的表现之一。

此外，还有的抑郁症患者时而觉得心情莫名沮丧，担心自己没有前途了，但是过一段时间又能高兴起来，而且变得异常兴奋，甚至控制不了地激动。这种情况在心理学上叫作双相情感障碍，就是说患者的情绪会周期性地高涨或低落，有时候表现为抑郁，有时候表现为躁狂。一般这个周期可能是几个月，也可能是几天。这种情况在临床上非常多见。

以上这些情况都需要大家关注，抑郁问题不是简单的不快乐而已，可能还有微笑的抑郁，易激惹的抑郁，双相的抑郁。

第五个误区是想法极端化，认为抑郁症有百害而无一利，忽略了抑郁问题的积极面。其实抑郁问题是一把"双刃剑"，是有一定好处的，我们应该客观地看待它。

为什么这么说呢？大家可以体会一下，当我们有抑郁情绪的时候，有时内心可以更加平静，更加内省，不被外界环境所干扰。你可以回忆你读文学作品时的感受，那些描写哀愁的文字往往可以让我们变得更加深沉。戏剧作品里传世的作品大多是悲剧，相对而言，喜剧反而不容易传世。

此外，在我们的个性成长过程中，感受抑郁情绪是一个必经的环节。俗话说："少年不知愁滋味。"当我们知道了愁滋味的时候，也就不再是少年了。俗话说："成人不自在，自在不成人。"人生总有不如意，因此我们要学会主动应对抑郁问题，这样才能真正长大。

大家还需要注意防止继发性获益的想法。继发性获益指的是虽然表面上看有很多症状，带来了很多烦恼，但其实也带来了好处，因此潜意识里并不想好起来。也就是说，因为抑郁的时候我可以避免劳动，可以得到休息，身边的人都会来关心我，所以我宁愿处在抑郁的情绪里。甚至有些人会觉得有抑郁问题是一种思虑，是想法丰富的表现，好像只有才华横溢的人才会有。所以他们对抑郁症、神经衰弱这些病非常渴望，这在曾经大家都比较仰慕知识分子的年代里更加典型。这些抑郁情绪带来的优越感，是非常需要大家警惕的。

- 案例分享 -

一位刚毕业的女大学生，虽然考研以失败告终，但是她对学习的热情并没有因此减少。毕业后，她直接参加了工作，并且在一家英语培训机构报名学习英语，砥砺前行。当时她感觉幸福来得好突然，有一份和专业相关的工作，而且工作时间规律，单位的同事也是同龄人，大家一起在工作上摸索前行，在未知的领域里探索。除此之外，她还有满意的学习状态，工作之余在英语培训机构充实自己。

可是好景不长，在半年的时间里，单位里熟悉的同事陆续辞职，她的情绪因此变得起起伏伏，学习的热情也慢慢降低，后来由于种种原因，女孩在过年这个特殊时期辞职，英语的学习计划也搁置了。她利用过年时期，重新寻找目标，年后孤身一人到外地闯荡。但由于她工作经验太少，在找工作的途中处处碰钉子。同时，因为她没有收入，被机构的贷款缠身。此外，她参加某个考试到了考前冲刺阶段。在这些事情的夹击下，女孩出现了抑郁情绪，常常莫名哭泣，发脾气，晚上无法入睡，盯着天花板一动不动，不与人交流，脑子里胡思乱想。面对当前的困难，她心有余而力不足。

专家分析：

1.案例中的女孩经历的是抑郁症还是抑郁情绪呢？答案显然是后者。当我们同时遭遇几件事情的挑战且处处碰壁时，我们会产生焦虑情绪，继而产生退缩行为或者思想。几次尝试后，如果事情依然毫无进展，当事人会出现情绪上的低迷状态，这是正常现象，反之，倒是不正常了。

2.抑郁症的诊断标准是周期、症状缺一不可。

－本节课后作业－

这节课的课后练习，是请你留意一下自己有哪些关于抑郁症的误区，把它们写下来，并且写下为什么这个想法是错的，以及应该取而代之的正确态度是什么。"写"这个动作，可以帮助你的潜意识更好地接收这些信号，促使你拥有对待抑郁问题的正确态度。这是一个良好的开始。

LESSON 2 第二课

抑郁症的主要成因

- 本节课你将掌握 -

1. 导致抑郁症的社会因素。

2. 导致抑郁症的心理因素。

3. 导致抑郁症的生理因素。

抑郁症是一个很复杂的问题。说它复杂是因为它是由很多种因素共同影响的结果，包括社会环境因素、心理因素、生理因素等。我们只有认识到它背后各方面的因素，然后一个个击破，才能真正走出抑郁症的阴影。

首先，我们来认识社会环境因素。现代社会生活充满了各种压力，我们每个人从小到大都要面对学习、工作、家庭等各方面的不如意。除此以外，像亲人离世、自然灾害、交通意外等突发事件，更会造成我们严重的心理创伤。

压力是我们没办法避免的，但是我们可以决定用什么态度来面对压力。消极反应和惰性心理会导致抑郁，积极创新的反应则能提高我们的心理免疫力。

我举一个自己的例子。前一段时间，有一天快下班的时候来了一位来访者，他气喘吁吁地说："我约了您的咨询，但是路上堵车来晚了，您还能给我治疗不？"显然他遇到了压力。如果我简单地用消极的反应回馈他，告诉他时间到了，我们要下班，今天不能做治疗了，那么显然，这不但增加了他的压力，而且治疗关系也会变得紧张，最终压力会产生反作用，返到我身上。

因此，我当时是这么说的："心理咨询是一个专业性很强的工作，需要我们认真面对，要有充足的时间和医生充沛的精力。现在时间不够了，我工作了一天也确实非常累，我们不如另外专门找一个时间，认真地、很负责地、保证质量地，来做一次咨询。你看好吗？"来访者听了以后也表示同意。在这以后我们一直保持着一种相互信任的关系，这在一定程度上是因为我们共同面对了压力，而且采取了积极的反应。

所以说，**我们正确的态度不是对抗压力，而是把每一次压力当作一个契机，借它来提升自己，为我们创造资源。**那么我们到底应该怎么做呢？我会在后面的内容中，专门用一节课来带领你学习。

其次，我们来认识心理因素。不知道你有没有这样的疑惑，为什么有时候大家遇到的困难都差不多，处境也差不多，但是有的人好好的，你却已经难受得不行了？其实这就是心理因素产生的作用。**心理**

因素至少表现在两个层面。在表层，存在着负性的认知；在深层，有一种自我攻击的防御机制。我们分开来讲。

这种表层的负性认知是指我们对事物消极的、扭曲的认知。它就像一副有色眼镜，我们戴着它看所有的事物都是灰蒙蒙的，蒙上了一层抑郁的色彩。负性认知一般来说至少包括三个方面。

第一方面是**任意的推断**，指在缺乏证据或证据不充分时，我们草率地得出一个结论。比如，我在路上遇见了一个熟人，他迎面走来看都不看我一眼，也没有打招呼。于是我就认为他是看不起我，但其实他可能只是没注意到我。这种他看不起我的推断就属于一种任意的推断，是我主观臆断的，并且明显带有一种负性的评价在里面。

第二方面是**过分概括化**，指以偏概全、以点带面的一种思维方式。就好像我们看一本书，只看它的封面就自以为知道它的内容了。有的时候，我们评价自己也是如此，比如，某个员工有一次工作没有做好，被老板批评了，他就觉得自己太笨了，以后的职场生涯都没有指望了。再如，某位女生被男朋友提出分手，她觉得自己太差劲了，以后不会再有人爱自己了。这些都属于过分概括化。

第三方面是**全或无的思维**，指我们看待事物非黑即白，要么全对，要么全错。有时候，我们看人也是如此，不是好人就是坏人。显然，这是一种很幼稚的心理特点，会导致我们做事情急功近利，稍微遇到一点挫折就轻言放弃。这种思维方式还会导致我们做判断时容易走极端，行为上容易偏执。

那么我们应该怎样纠正负性认知呢？在后面的内容中我会具体介绍，带领你通过练习把负性认知扭转过来。

我们再来介绍深层的心理因素，也就是自我攻击的防御机制。什么是**防御机制**呢？就是我们在感到受伤又想不到解决办法的时候，潜意识就会用各种方式来保护自己。一个大家非常熟悉的例子就是吃不到葡萄说葡萄酸，人们用这种方式来劝解自己，让自己不要嫉妒，这就是一种合理化的防御机制。

再如，你要给老板做工作报告，你感到非常紧张，担心自己暴露出没做好的地方。结果你看到你的同事们也很紧张，甚至那些在你看来比你优秀的同事也一边看着资料一边擦汗，你心里就会觉得他们也不过如此。这样你似乎就没有原来那么紧张了。这也是一种防御机制。

关于自我攻击的防御机制，我再举一个例子。有一个妈妈不小心没看住孩子，结果孩子受伤了，哇哇直哭，这个妈妈感觉很愧疚。结果第二天，她不小心弄丢了自己的首饰，怎么找都找不着。其实，这就是潜意识里，这个妈妈要惩罚自己，让自己遭遇和孩子一样的痛苦来缓解自己的内疚感。虽然并没有弥补什么，甚至可能有更糟的结果，但潜意识通常就是会引导你做出类似的事。你会发现，如果仔细观察，这样的事在我们的生活里比比皆是。

为什么我们会有自我攻击的防御机制呢？我们可以解释为我们的悲伤和愤怒没有办法朝向外界发泄，所以只能指向自己。比如，我们每个人或多或少都有这样的经历：小时候受了委屈，想大哭，爸爸妈妈就会说："不准哭！我数三声你就必须把眼泪擦干净！"我们只能忍住委屈。再如，如果父母答应带我们出去玩，结果他们食言了，我们很生气，想抱怨这件事，他们可能会置之不理，或者搪塞我们说下次再去吧，甚至可能反过来指责我们："学习那么差，还好意思让我带你去玩？"我们的愤怒被生生地怼了回去。

这些发泄不出来的消极情绪并不会凭空消失，而是被我们压抑到了潜意识里，变成一种自我攻击。你可以想象一个气球，当你不断地向里面打气，它膨胀到极点的时候就会爆炸。情绪是一种能量，一直憋在心里就会伤到你自己。你可能会变得无视自己的感受，不允许自己委屈或者生气，甚至会自残、自杀，又讲不出自己这样做的理由，只是觉得有一种"说不出来的难受"。**抑郁问题其实就是把愤怒指向了自己。**

最后，介绍一下最容易被我们忽略的生理因素。你可能想不到，有时候我们感到抑郁，是因为身体发生了细微的异常改变，主要是神经递质发生了微妙的变化。这些神经递质，包括 5- 羟色胺、去甲肾上腺素、多巴胺等，被我们比喻为快乐的激素，因为它们会给我们带来愉快的感觉。

很多人问那可不可以自己补充一点快乐激素，这样我不就可以抗抑郁了吗？想快乐就补充一点，多简单。因此，这里介绍三种可以调节快乐激素的方法。

一是**食物**。有人说香蕉含有 5- 羟色胺，吃香蕉可以让人不抑郁，但实际上我们吃进去的 5- 羟色胺是不能进入突触间隙的，所以它的作用微乎其微。但是，吃香蕉会有一定的心理暗示效果。很多人心情不好的时候会特别想吃甜食，自己也不知道为什么。其实，这是有一定道理的，因为甜食能提供能量。抑郁发作的时候我们能量不足，补充一些能量，可以给我们提供动力，有抗抑郁的作用。只是这样做的副作用很明显，就是越吃越胖。

二是**运动**。运动是一个很好的调节方法，它可以提高我们血液里的去甲肾上腺素和多巴胺的水平，比较符合心理学中行为治疗的原理。但是很多人会认为运动不过是转移了人们的注意力，一时忘了烦恼而已，所以觉得没有什么用，也就不去做了。再加上抑郁发作的人能量不足，本身就很乏力，于是很容易忽略这样一个看似不起眼的方法。

当然，也不是所有的运动都是有效的。这里建议你用科学的方式运动，有几个重点需要注意。比如，最好选择有氧运动，这样不至于透支你的体力；运动的强度要适中，不要过于剧烈，以微微出汗为标准；可以少量多次，这样最有利于你坚持。

三是**晒太阳**。你可能觉得这是一个太普通、太常识性的方法，因此不够重视。或者说抑郁发作的时候，你就是不想出门，所以不想见阳光，即便知道它有用也不愿意去做。实际上，晒太阳可以刺激我们的松果体分泌褪黑素，能产生一定的抗抑郁作用。

下面几个简单的方法可以让你晒到太阳：养成一个好习惯，每天早上一起床就先拉开窗帘，让光线照到自己身上；也可以把餐桌、书桌移到阳台上或窗前，让自己在阳光下的时间越来越多；还可以在阳台上种花、养鱼，让生命给自己带来活力。当然，你也可以找那些爱出门的朋友，带着自己出门，一起去沐浴阳光。

- 案例分享 -

"贴标签"是在一个群体中最快识别他人的方法。在某中学初二某班，有一个小男孩 A 被同学们贴上"学习成绩好、热爱班集体、乐于帮助他人"的标签，另一个小男孩 B 则被同学们贴上"穷、丑、不善交往"的标签。有一段时间，班里有好几位同学陆续丢钱，搞得人心惶惶，大家都不敢带钱进教室。某天早上刚好男孩 A 做值日，早上到教室的时间比较早。男孩 A 刚进教室就看到男孩 B 在某同学桌子抽屉里翻来翻去。第二天，男孩 B 偷钱的事被传得沸沸扬扬，男孩 B 被全班孤立。不久之后，此事被澄清，还了男孩 B 一个清白。同学们都怪男孩 A 乱传小道消息，从此男孩 A 开始自我怀疑，难道自己一点分辨能力都没有吗？渐渐地，他终日郁郁寡欢。

专家分析：

1. 大人们都爱说："孩子的世界好单纯啊。"这句话的言外之意也透露着：孩子的世界非黑即白。非黑即白放在孩子的身上没有任何问题，但如果出现在一个已经社会化的成年人身上，则意味着心理年龄的停滞。

2. 抑郁的因素有很多种，包括社会因素、心理因素、生理因素等。

3. 男孩 A 缺乏多角度思维看待世界的能力，缺乏辩证意识。

4. 男孩 A 因看到男孩 B 翻别人抽屉，就任意推断。自己产生怀疑，全盘否定自己，郁郁寡欢，符合全或无的思维。

- 本节课后作业 -

相信你对导致抑郁的因素已经有了新的认识，请你把它们写下来。另外，请写下你以前尝试用过什么方法，效果如何，你希望达到什么样的目标。

LESSON 3 第三课
缓解抑郁状态的日常技巧

- 本节课你将掌握 -

1. 人们通常用到的缓解方法到底有没有用？为什么？

（包括吃东西、购物、倾诉、运动、饮酒等）

2. 进阶技巧——放松训练的体验练习。

（包括呼吸放松、肌肉放松、冥想放松）

大家多少都有过抑郁的体验，也有一些自发的缓解抑郁状态的方法。现在，我们来简单回顾一下。

有些人心情不好就会吃很多东西，这种行为的背后是否有科学依据呢？生理学研究发现，当我们胃肠道的压力增加的时候，会产生一种脑肠肽的物质，它有助于缓解紧张情绪。但是，这会让人们把饱腹感和愉悦感混淆，最终把快乐寄托在食物上，不加节制地进食，最后容易导致肥胖。有的人越吃越多，最后撑得不行，甚至要靠抠嗓子眼儿催吐来缓解肠道的压力。所以说，通过吃东西来缓解抑郁状态，并不是一个理想的方式。

有些人心情不好的时候喜欢购物，通过买东西产生一种获得感，好像自我存在感、价值感也跟着提高了。但是这种感觉往往只能维持很短的时间。当人们心情再度不好的时候，看着这些东西还会感觉很不舒服，因为这些东西记录着当时的抑郁情绪，而不是快乐的记忆。所以，很多人往往最后会选择把它们都丢掉，或者浪费了。因此，通过购物缓解抑郁状态也不是一个好方法。

有些人用倾诉的方式来缓解不良情绪，以期获得社会支持。这种方式是有一定积极意义的。但是，如果倾听的人专业性不够，倾诉者就会对自己产生一种厌烦心理，觉得自己这样反复地说就像祥林嫂一样。最后，反而破坏我们的社会关系，弄得人见人怕，自己也很绝望。因此倾诉前最好看看倾诉对象，如果对方不够专业，倾诉也不是一个非常好的方式。

有些人通过运动来缓解抑郁状态。这一点我们在上节课已经提到了，但是要注意不科学的运动方式可能会雪上加霜。因为我们在抑郁发作的时候身体疲乏，精力不足，如果这个时候再透支体力，会让我们本来就不够的能量耗竭，所以运动之后的疲乏感反而会加重抑郁。因此，不适当的运动方式是不可取的。如果你想运动，最好强度不要太大，每次的时间也不要太长，重点在于坚持并保持一定的频率。

最后，还有些人通过喝酒来缓解抑郁状态。虽然喝酒可以暂时麻醉自己的感觉，但是很容易造成人们对酒精的依赖，产生一系列酒精依赖综合征，这个时候再治疗就会非常麻烦。

以上都是**我们在日常生活中采用的不当的缓解抑郁状态的方式**。这节课我将带领大家掌握一个好用的方法，这就是专业的放松训练。**放松训练其实并不复杂，当你掌握之后完全可以自己来做，调节自己的情绪。**

我们接下来从三个方面进行练习。在开始练习之前，我希望你先留意一下周围的环境，确保不会受到打扰。如果你现在走在路上，或者正在开车，那么建议你回到家再来做这个练习。

首先，我们来做**深呼吸放松训练**。请你放松地坐好或躺好。

如果你此刻是坐着的姿态就把双脚放平，脚掌接触地面，把手重叠放在肚脐下方，闭上眼睛，闭上嘴，用鼻子呼吸。

当你吸气的时候，把肚子鼓起来，让肚子把手顶起来。当你呼气的时候，让肚子收缩，好像肚子把手吸了进去。

当你吸气的时候，心里从一默数到七。当你呼气的时候，心里从七默数到一。当呼气和吸气交换的时候，停顿一秒钟。就按这个节奏，除了数数外，心里什么都不想。

大家可以按我的节奏来做深呼吸。吸气，一二三四五六七。呼气，七六五四三二一。再吸气，一二三四五六七。再呼气，七六五四三二一。

下面请你自己在心里默数。不能数错，不要数乱。身体上除了肚子在一起一伏，其他地方都保持不动，好像全身的每个细胞都跟着你一起呼吸，吸入的空气进入了全身的每一个细胞。

你会发现平常的呼吸里面有很多内容往往被我们忽略了，现在你会有一些新的发现。

做了一会儿深呼吸以后，你可能会感觉昏昏欲睡，你可以允许自己打一个盹儿，稍微放松一下，休息一会儿。在这个短暂的过程中，你的身体只有呼吸一个动作，你的头脑只有数数一个任务。保持这种简单的状态，我们就能恢复体力，让内心重归平静。

这是一个简单的深呼吸练习，**其要点有两个，一个是腹式呼吸**，也就是用肚子的起伏来呼吸。平时我们的呼吸都是用胸部进行的，那么腹式呼吸需要我们的腹部和胸部在吸气时一起鼓起来，呼气时一起收缩。

另一个要点就是一定要配合着呼吸来数数。如果你觉得自己做不到从一数到七，可以先从一数到五，再从五数到一。如果你的气很足，也可以从一数到十，再从十数到一。

这个过程不仅能够改善你的情绪，还可以提高你的肺活量，改善你肺泡的应力，预防肺气肿，以及其他阻塞性肺疾病。

其次，我们介绍肌肉放松练习。紧张，特别是肌肉的紧张，会让人的身体里存储很多负面的能量。正是因为这些负能量储存在肌肉里，所以这些抑郁的人看起来好像都是在自己跟自己较劲。

我教大家一个简单的办法，可以帮助你在肌肉放松有困难的时候使用。

现在请你深吸一口气，憋住，瞪大眼睛，张开嘴，龇着牙，让面部紧张。同时肩膀收缩，胳膊肘弯曲，双手握拳，让上肢紧张。脚尖勾起来，大腿绷起来，下肢伸直，让下肢紧张。腹部收缩，肛门收缩，让腹部紧张。憋住气，让胸部紧张。

憋到不能再憋的时候突然呼气，闭上眼睛，闭上嘴，放下肩膀，放松胳膊肘，松开双手，放松脚尖，让大腿垂下来，让腹部不再绷紧。那么这个时候你就处于一个放松的状态。大家可以体会一下，这个动作可以反复做。

我们从紧张到放松的过程，可以释放掉我们存储在身体里、肌肉里的负能量，等这些负能量释放掉以后，我们会有一种全身温暖、内心平静的感觉，这个时候抑郁也就荡然无存了。

最后，我再介绍一下**冥想放松练习**。请你采取一个舒服的姿势坐好，闭上眼睛，想象眼前有一个画面，可以是在一个屏幕上，也可以是在一个画框里，把你曾经有过的最幸福的记忆变成一幅图画放在里面。如果你认为自己没有幸福的经验，也可以把自己对未来的憧憬、美好的梦想变成一幅图画，放在屏幕里或画框里。

然后闭上眼睛，好像自己正全神贯注地看着它。同时，身体进一步放松，一直放松到你的身体好像消失了。

保持这个状态，把自己也融入这个画面，感受这个场景。你可以想象自己在海边，天高云淡，海浪推着你，你的脚踩在沙滩上，感觉非常温暖。你能闻到海的腥味、咸味，能够感到阳光的暖意，能够感到海风的清凉，能够听到海鸥的鸣叫。体会这些细节。你忘了自己现在身处何地，全身心地融入你想象的幸福场景。在这里面你感觉非常好。

我刚才带大家体验了缓解抑郁的放松练习，通过呼吸、肌肉、冥想三个角度来分别进行一些训练。希望大家可以反复练习，用心去做。可能一开始很难达到理想的状态，别着急，多多练习，你就能真正地、充分地掌握这些技巧。

另外，请你养成一个好习惯，在遇到紧张场合时，提前做好充分的练习，这样在面对压力时你就有备无患了。

- 案例分享 -

蔡康永说过，我们没办法劝失恋的人不要难过，因为在一次像样的恋爱之后，难过是对对方最起码的敬意，难过也是一种告别。

每年七八月份，都是一个狂热的分手季，有一对十分恩爱的小情侣也没能逃过这个魔咒。男孩是一位"兵哥哥"，山西人；女孩是应届毕业生，天津人。大家一听，就能感受到这场恋爱本就比别人辛苦一些。他们两人平时多用微信、电话、视频联络感情，一年下来见面的次数也很少。女孩今年毕业，选择回家乡考公务员。而男孩服役满两年，准备回到学校继续念书。由于地域、家庭的问题，男孩选择在这个特殊时期提出分手。在这份感情里，女孩太迷恋男孩，因此无法接受。毕业回家后，她通过狂吃来弥补自己缺失的爱情，每天一睁眼就开始点外卖，小吃、甜品、软饮，有时候恨不得一口把自己给吃了。随着时间的流逝，女孩的体重飞速上涨，但情绪依旧低落，没有改善。

专家分析：

吃东西可以转移注意力，吃东西可以弥补自己在情绪上的缺失。

但吃东西并不能解决根本问题，也无法真正缓解女孩的情绪。

－ 本节课后作业 －

反复进行自我训练，掌握放松练习的步骤和要领。

PART II

第二部分

治标更要治本

LESSON 4 第四课

缓解焦虑状态：如何应对生活和工作中的高压？

<table>
<tr><td>

－ 本节课你将掌握 －

1. 焦虑症的不同等级和表现。

2. 焦虑和抑郁的关系。

3. 缓解焦虑状态的三个步骤及练习：不怕它，认识它，转化它。

</td></tr>
</table>

　　从这节课开始，我们进入课程的第二部分，从多个角度来深入了解抑郁症背后的问题。本节课主要讨论焦虑这个话题。

　　我们在面对压力的时候，都会或多或少感到焦虑，用一个字来概括就是：烦。我们感到紧张不安，心里七上八下，或者胸口堵得慌、很压抑，情不自禁地皱眉头或叹气，感觉面对一点小事就会忍不住地想发脾气，或者对身边的人非常没有耐心，说话很冲。有时候我们自己没有感觉到，但是身边的人会提醒我们说你看起来很焦虑，我们才后知后觉地发现原来自己是该调整一下了。

有的时候，我们是因为现实生活中的一些具体问题而焦虑，比如经济上捉襟见肘了，工作中遇到了瓶颈。可是还有的时候，我们并不知道自己为什么而焦虑，反正就是感觉很烦，觉得担心，也说不清自己究竟在担心什么。**当我们的焦虑与现实很不相称时，就被称为心理焦虑反应。**比如，只是一场小小的考试而已，我们却紧张到连续几天睡不好觉。再如，没有具体的对象，你却不明所以地感到焦虑。像这样的情况都是你过度反应了，需要引起注意。可能你的内心极度缺乏安全感，又或者你过于敏感，也可能你心里积累的压力已经太多，徘徊在崩溃的边缘。**焦虑的出现提醒你去关注自己的内心正在发生什么。**

比较严重的焦虑症还会伴有躯体焦虑反应，也就是说，焦虑症患者的身体也会不舒服。比如，自主神经系统功能亢进，运动性紧张，过分警惕。这其实就是焦虑症。那么，焦虑症有什么具体的表现呢？自主神经系统功能亢进的时候，人们会心跳加快，呼吸变急，手心出汗。运动性紧张的时候，人们会坐立不安，唠唠叨叨。过分警惕的时候，人们会入睡困难，睡得很浅，很容易惊醒，做什么事都像惊弓之鸟。更严重的焦虑症患者在几分钟内会突然感到极度紧张，甚至心慌气短、大汗淋漓，感觉自己好像快死了一样，可是去医院急救也检查不出什么问题，这就属于一种严重焦虑症的急性发作，也就是惊恐发作。

焦虑症和抑郁症好比一对非常亲密的伙伴，可以同时产生，也可以互相转化。当焦虑症发作的时候，由于人们找不到原因又没办法回避，久而久之，容易让人产生一种无助感。这种无助感，就使焦虑症变成了抑郁症。而当抑郁症发作的时候，由于人们没有精力，无心也无力应对现实，逐渐丧失耐心，变得越来越急躁，抑郁症就转化成了焦虑症。所以说焦虑症和抑郁症总是伴随在一起的。

那么如何防治焦虑症呢？我们可以从三个步骤来做，即不怕它，认识它，转换它。

首先，我们在认知上不要怕它。大家都看过恐怖片，尽管剧情非常惊悚，但是我们仍然乐此不疲地观看，这是因为我们知道那些内容都是虚幻的。实际上，让我们感到焦虑的事大多也是自己吓唬自己，很像杞人忧天。如果我们保持一种不怕它的心态，就能用心理治疗里面的脱敏疗法来缓解焦虑症状。

下面我教大家一个**脱敏的方法**。请你选择一个安静的环境，放松地坐好或躺下，闭上眼睛，让全身都放松下来，集中注意力在你的脚心，好像你脚下踩着一个大屏幕。

闭上眼睛在心里看着这个屏幕，然后把你平时害怕的场景放在上面，就像看恐怖片一样，静静地看着它。先看静止的场景，等一会儿，如果你感到自己一点都不怕了，你就可以看动态的场景。

这个时候，你感觉眼睛好像长在了脚心上，去体会脚心的感觉，脚心越来越温暖，越来越胀了。接着，你可以让脚心接触一下地面，这种感觉很踏实，很安全。然后保持这个状态。

脚心的温暖从下往上，传遍全身，全身都会感觉很舒服。这种感觉就像我们走出电影院，如释重负，无比轻松。

这个简单的方法就可以帮助我们不怕焦虑。

其次，我们要认识它。要知道适度的焦虑并没有坏处，就像压力也有它的积极作用。在心理学上有一个定律叫耶克斯—道德森定律，它是指适度的压力有助于提高我们的效率。也就是说，压力太小或太大，我们的效率都不会太高。只有中等程度的压力，才有利于我们把效率发挥到最高。

因此，焦虑并不是坏事，只要我们能妥善地处理。有一句网络用语说，当我们把鸭梨放在冰箱里，它就变成了冻梨。这是一个谐音，把压力变成了动力。同样，我们也可以**把焦虑变成效率**。

第一，**你要知道什么程度的压力对你来说是最合适的，既不会让你产生懈怠，也不会让你负担太重。**一个核心的参考标准就是你能不能做到集中精力在你要做的事情上。比如，领导交给你一个很重要的任务，虽然你感到焦虑，担心做不好，但还是可以全神贯注地去思考，在焦虑的同时感到很有激情。那么这个程度的焦虑对你来说就是合适的。如果你已经难以清醒地思考问题，满脑子都在想如果完不成任务怎么办，这个任务好难，要不要推掉，那么这个程度的焦虑已经明显超出了你能承受的范围。

这里提醒大家一个很重要的点就是**不要和别人作比较，每个人最适宜的压力程度是不同的。**有的人抗压能力很强，有的人则很容易受挫。大家不要觉得这点压力就把自己压倒了，真是丢人。我们需要接纳自己目前的情况，过于焦虑，就要及时去化解，否则硬撑下去，甚至自责自己太弱，只会让情绪透支，事情也往往做不好。

第二，想要把焦虑变效率，**要把关注点放在事情本身。**我们要提醒自己学会专注，抓住我们所面临的麻烦当中最核心的问题，必要的时候学会求助。如果你觉得一时手足无措，回想一下过去成功的经验，对你也会很有帮助。比如，你可以回忆一下，你上一次这么焦虑的时候是怎样调节的？你上一次遇到类似的麻烦时又是怎么解决的？

最后，我们可以**转化它。我们要积累积极的经验来转化焦虑。**那么，在什么情况下我们才会有积极的经验呢？前提是放松。上文已经介绍了一些放松的方法和技巧，这里给大家讲一个小故事。

有一个木匠在自家的院子里开了一个木匠作坊，每天都有很多工人在院子里干活，所以院子里放满了木料工具，到处都非常凌乱。

有一天，木匠在干活的时候发现自己的手表找不到了，于是他动用了所有的工人跟他一起找。结果他们在院子里上下翻了个遍，还是没找到手表。眼看就要收工了，木匠只好让工人们回家，自己则很沮丧地坐在那里。这个时候，木匠五六岁的儿子跑到他身边，手里拿着他的手表。木匠觉得很奇怪，问："为什么我们这么多大人找了一天都没找到，是不是你把它藏起来了？你是怎么找到的呢？"孩子告诉父亲说："当这个院子里的人都走光了的时候，我听到手表嘀嗒嘀嗒的声音，于是我顺着声音就找到了，它就在那个角落里。"木匠恍然大悟。

这个故事的意思就是说，**当你放松下来，往往可以事半功倍。**相反，过度紧张焦虑的时候，往往事倍功半。

- 案例分享 -

一位女士有一弟一妹，因为从小父亲角色的缺失，她快速成长，承担起照顾整个家庭的重担。她从小学习成绩名列前茅，顺利考上大学，考上研究生。研究生毕业后，她因为出色的能力，工作五年便成为公司合伙人，年收入丰厚。她的丈夫为人老实，工作能力略显平庸。没过几年，她自身的一些问题开始暴露，经常莫名在家中哭泣，感到烦躁，无法到公司正常上班，对丈夫乱发脾气，严重影响了自己的正常生活。

专家分析：

1. 生活中从不缺乏努力、强势并且成功的女性。她们的骨子里带有一种男性的风格，这让她们在工作中顺风顺水。但有好便有坏，时间一长，自身压力超负荷，便很容易产生神经症。

2. 这位女士的生活方式过于单一，情绪没有排出口。

－本节课后作业－

给大家布置的作业是回忆一下自己曾经如何战胜困境，绝地反击，获得胜利的经验。你可以把它写下来，也可以和身边人讨论这个话题，看看他们有什么经验。当然，脱敏的方法大家也应该经常练习。

LESSON 5 第五课

疗愈创伤：怎么从伤心事中走出来，重整旗鼓？

- 本节课你将掌握 -

1. 创伤后应激障碍的三个核心症状。

2. 如何从创伤中自我疗愈？如何提高自己对心理创伤的免疫力？

生活中，我们可能遇到过或听说过，一位妈妈丧子之后变得抑郁，无论旁人怎么鼓励，她都无动于衷，活得像一具行尸走肉；一个高考失利的孩子表现得万念俱灰，本该是花样年华，却生活在抑郁的阴影中。这些抑郁都是在创伤事件后发生的，属于心理学范围内的创伤后应激障碍。创伤后应激障碍，即由于受到异乎寻常的威胁性、灾难性的心理创伤，更严重的像残酷的战争、被强暴、地震、凶杀等，从而导致延迟出现的心理问题。

这类创伤往往会长期持续三种症状。第一种症状是再体验，也叫作闪回，当事人会产生闯入性的创伤情景再现。简单来说，就是当事人过去受伤的记忆很容易被勾起，然后受伤的感觉就会涌上来。说它是闯入性的，是因为我们无法控制自己不去想这件事。这种情况让人感到很痛苦，它会让焦虑、恐惧、抑郁等情绪像滚雪球一样，每一次回想都会变得更强烈。如果当事人已经患有抑郁症，再体验的出现会让病情进一步恶化。

有这样一个案例。一位咨询师在咨询的过程中带来访者做冥想的体验。当他说到"你现在躺在一片广袤的草地上"的时候，来访者突然惊醒，上气不接下气，非常恐慌。原来他在幼年时遭受过性虐待，而这个事件就发生在草地上。这就是一次治疗中的闪回现象。

第二种症状是回避反应，由于恐惧再体验的痛苦，当事人主动回避那些可能引发创伤体验的事物。就像上文中的来访者，他特别怕闻到刚修剪完草坪的那种青草味儿，尽量绕着走。如果实在回避不了，他就觉得上气不接下气，像窒息了一样。回避反应一方面是一种自我保护机制，另一方面也会延缓康复的过程。

第三种症状是高度的警觉，许多细节都能引起当事人强烈的反应。比如，上文中的来访者本来在冥想，咨询师一提到草地，他突然从椅子上蹦了起来，就像做了一场噩梦突然惊醒一样，高度警觉。除此之外，当事人还会出现入睡困难、易惊醒等睡眠障碍，以及易激惹、易受惊、注意力不集中，如同惊弓之鸟。

不知道你有没有这样的伤心事，总是忍不住会想起来，然后沉浸在悲伤、愤怒或愧疚的情绪中无法自拔。在生活中，你会尽量避免相似的场景和相似的事物，有时候甚至会影响正常的生活。一旦无法避免相似的场景或事物，你就会表现得非常紧张或反应过激。

我在治疗创伤后应激障碍时用得最多的是**稳定化技术**。稳定化技术有很多种，其中常用的是**安全岛技术**。

稳定和安全是人的基本需要，我们的出身并非自己能选择的，于是人们有了天生的心灵上的被动感和不安全感。创伤事件的发生使人进一步丧失了主动权和安全感，所以安全感成为最重要的愿望。安全感意味着掌控力，不可控是让人产生不安全感的罪魁祸首。而安全岛技术就是一种尝试让人逐渐拥有掌控力的方法。下面我们来一起体验。

请你选择一个安静的环境，保证自己不会被干扰，放松地坐下或躺下。进行这个练习前一定要确认自己已经进入了放松状态，因为任何的疑惑都会使你敏感的神经立刻绷紧。

现在请你在内心世界里找一找，有没有一个安全的地方？在这里你能够感受到绝对的安全和舒适，它就在你的想象世界里，也许它在你的附近，也许它离你很远。无论它在什么地方，这个地方只有你一个人能够造访，你也可以随时离开。

你可以带上友善的、可爱的、能陪伴你或为你提供帮助的东西。你可以在这个地方设置一个界限，让你能够单独决定哪些有用的东西允许被带进来，但是真实的人不能被带到这里来。

别着急，慢慢考虑。找一找这样一个神奇、安全又惬意的地方。或许你看到了某个画面，或许你感觉到了什么，又或许你只是想着这么一个地方，让它出现。无论出现的是什么，就是它。

如果你在寻找安全岛的过程中出现了不舒服的画面或感受，别太在意。告诉自己，现在你只是想发现好的内在的画面，只是想找一个只有美好的、使你感到舒服的、有利于你康复的地方。而对不舒服的感受的处理可以等到以后再说。

你要相信肯定有这样一个地方，你只要花一点时间，有一点耐心去寻找。有时候，想要找一个这样的安全岛有些困难，因为你还缺少一些有用的东西。但你要知道，想找到能装备你内心的安全岛，你可以动用一切你想得到的器具，比如交通工具、日用工具、各种材料，一切有魔力且有用的东西。

当你到达了自己内心的安全岛时，请你环顾左右，看看自己是否真的感到非常舒服，非常安全，可以完全放松下来。请用你自己的心智检查一下，这点很重要，你应该感到完全放松，绝对安全，非常惬意。请把你的安全岛规划成这个样子。

你的眼睛所看见的事物让你感觉舒服吗？如果是，就留下，如果不是，就变换一下，直到你真的感觉舒服为止。你能听见什么？听到的东西让你感到舒服吗？如果是，保持这样，如果不是，就变换一下，直到你真的感觉很舒服为止。气温是不是很适宜？如果是，保持这样，如果不是，就调整一下气温，直到你真的觉得很舒服为止。你能不能闻到什么气味？舒服吗？如果是，就保持这样，如果不是，就变换一下，直到你真的觉得很舒服为止。

如果你在这个属于你的地方，还是不能感到非常安全、非常惬意，那么你还需要对这个地方进行一些调整。请仔细观察，你的小岛还需要些什么才能使你感到更加安全和舒适。

把你的小岛准备好以后，请你仔细体会自己的身体在这样一个安全的地方都有哪些感受。

你看见了什么？听见了什么？闻见了什么？你的皮肤感觉到了什么？肌肉有什么感觉？呼吸怎么样？腹部的感觉怎么样？请你尽量仔细地体会现在的感受。这样你就知道安全的感受是什么样的。

如果你在你的小岛上感觉到了绝对的安全，就请你用自己的身体设计一个特殊的姿势或动作，只要做出这个姿势或动作，你就可以随时来到这个安全岛并且感觉到舒适。这个动作可以设计成别人一看就明白的样子，也可以设计成只有你自己才明白的样子。

请你带着这个姿势或动作，全身心地体会一下，你在这个安全岛上的感受有多好。

下面撤掉你的这个动作，平静一下，我们马上要回来了。慢慢地睁开眼睛，回到自己所在的房间，回到现实世界中。

- 案例分享 -

一个生活在偏远地区的女孩，她的父亲常年在外工作，而母亲是一名人民教师。女孩在母亲工作的学校念书，从小基本上和母亲在家相依为命，在校人际关系不错，学习成绩也名列前茅。父母在她身上寄予了很大希望，期望她考入一流大学，走出贫困区。

初中的时候，女孩的父母突然决定搬家，紧接着父母又擅自决定给女孩转学。女孩无法适应新学校的环境，成绩一落千丈，甚至开始偶尔逃课，厌学的情绪逐渐加重。初二时，女孩直接休学在家，与小猫和手机为伴。刚开始，女孩自得其乐，偶尔与三两好友相约玩耍，引来了好友的羡慕。一年后，女孩的生活变得更单一，只和母亲做有限交流，其他人际交往全部拒绝，不再出家门，一个人躲在卧室，常常摔东西、发脾气，自己无法控制，甚至出现过自杀念头，想上学又害怕无法融入环境，不敢和母亲表达。母亲带女孩在当地做心理咨询半年左右，并无明显成效。当时咨询师的反馈是女孩患上了抑郁症。

专家分析：

从案例可以看到，焦虑与抑郁是伴随状态，互相渗透，并不是单一存在的。女孩表面上的表现为抑郁症状，内心则是深深的焦虑。因无法适应新环境，女孩选择用退缩、逃避解决问题。表面上事情完好解决，其实内心的矛盾、冲突依旧存在。最好的办法就是及时面对，当我们直面痛苦，痛苦才能远离我们。此外，女孩不会表达情绪，没有发泄口。情绪也有自己的脾气，要学会和情绪做朋友。

－本节课后作业－

反复练习安全岛技术，直到熟练掌握。你可以回顾最近的一次创伤，也可以是某个至今仍感到很心痛的童年创伤。

LESSON 6 第六课

抑郁型人格：如何修炼性格，降低抑郁易感性？

- 本节课你将掌握 -

1. 抑郁型人格是什么？

2. 如何修炼性格，降低抑郁易感性？

处于抑郁状态的人有时候很纳闷，为什么受伤的总是我？为什么抑郁会找上我？抑郁是性格缺陷吗？为什么同样的事在别人身上好像没什么，而到了自己这里就过不去这道坎儿？

上文已经讲过抑郁不是脆弱，也不是无能，当然更不是缺陷。不过，它确实与性格有关系，性格是抑郁的内因。容易抑郁的人有些共同的性格特点，这在心理学上称作抑郁型人格。

比如，大家熟悉的《红楼梦》里的林黛玉就是典型的抑郁型人格。我们会发现，同样的事情，其他姑娘都觉得没什么，但林黛玉心里就会很不舒服。这不但导致林黛玉体弱多病，而且有时候会出口伤人。与她对比最鲜明的是薛宝钗，林黛玉像是画里的人，而薛宝钗则多了几分市井气息，她懂得人情世故，懂得妥协让步，因此不但自己活得更顺心，也更惹大家喜爱。

那么抑郁型人格究竟是什么样的？如果你是抑郁型人格又该怎么做呢？

提到人格，你可能立刻想到了性格。其实**人格包括两部分，也就是气质和性格。气质主要是先天的，而性格主要受后天影响。**

我们先来看看气质。孩子一出生最先表现出来的就是气质差异，有的孩子爱哭好动，有的孩子平稳安静。古希腊的医生希波克拉底把人的气质分为四种类型，包括活泼的多血质、稳重的黏液质、急躁的胆汁质，还有谨慎的抑郁质。

抑郁质的特点是为人小心谨慎，思考透彻，但体验情绪的方式比较少，稳定的情感产生得也比较慢，对情感的体验深刻、有力、持久，而且具有高度的情绪易感性。主观上他能把很弱的刺激当作很强的刺激来感受，所以经常为一些微不足道的事而动情。行动表现上比较迟缓，做事容易拖延。社交上有些孤僻，遇到困难的时候会优柔寡断，遇到危险的时候会极度恐惧。

有的人天生就更容易抑郁。如果你从小就有刚刚提到的这些倾向，或者家里的长辈有抑郁倾向，那么你的抑郁状态可能很大比例来自这种先天的因素。

但是你也没必要懊恼，觉得不公平。因为气质类型本身是不分好坏的，比如抑郁质可能让你觉得很累，不开心，但也可能平添了你的文艺魅力，促使你更善于思考人生的问题。你可能觉得抑郁质降低了你的工作能力，但是有些工作你可能更有优势，比如做校对、打字排版、质检、雕刻刺绣，当保管员、机要秘书、艺术家、哲学家、科学家等。因为你心思细腻，能够一丝不苟，责任心很强，会为了完成任务而加倍努力。

抑郁质的人有很多优点，比如有理想，高度敏感，善于发现问题，自律性强，多才多艺，有美感，分析能力强，具有天才倾向。

另外，抑郁质的人做心理医生更有优势。当我们看到心理医生的眼神里有一丝抑郁时，我们会感觉他很有人情味，他能理解我们，让我们放心地把自己的问题托付给他。所以，在心理医生群体里也有很多抑郁质的人，而且他们的工作做得非常好。

其实我们在日常生活中很难严格区分哪些人格特征是先天形成的，哪些是后天形成的。因此，我们把容易抑郁的人格叫作**抑郁型人格**，这个群体的人不在少数。

抑郁型人格的人常表现出悲观或怀疑的态度，他们几乎从不谈论自己周围的人，也很难让人了解他们的内心世界。抑郁型人格的人可以隐藏在一个表面上沉着冷静或稳重的假面具之后，心理学家把这一类型叫作**严肃型抑郁人格**。

还有很多人属于**烦恼型抑郁人格**，他们往往表现得愤愤不平，悲观，爱挑剔，讽刺挖苦。他们有的时候表现为性格孤僻，这让大家觉得他们有点怪怪的，不愿意与他们交流。他们有的时候还会表现得高度敏感，特别怕别人对他们有不好的印象，因此跟人打交道非常谨慎，朋友不多。

抑郁型人格的人往往很容易自我关注，沉浸在自己的世界里。有的时候，我们形容他们有些自闭，当然这和自闭症不一样。同时，抑郁型人格的人也常表现出退让顺从、怕得罪人，所以委曲求全，认为吃亏是福。

有的时候，我们见到抑郁型人格的人会表现得非常固执，认死理儿，怎么劝都没有效果，所以他们做事往往一根筋，正所谓不撞南墙不回头。

抑郁型人格的人还有一个特点是争强好胜，害怕失败，因为一点点失败对他们来说就意味着全军覆没，所以他们会不遗余力地去争取胜利。这也反映了抑郁型人格的人有一种追求完美的倾向，他们往往也自以为是完美主义者。

抑郁型人格的人最常表现的特点是克己，他们经常自责，容易内疚。有一个笑话可以形容抑郁型人格的人的自责，说在一节英语课上，英语老师提问："How are you？"这位同学可能是抑郁型人格的人，他把老师的话理解成"怎么是你"，于是很紧张。老师又问他："How old are you？"这位同学又理解成"怎么老是你"，感觉自己被指责了。我们可以发现，抑郁型人格的人会把其他人平常的话过分解读，很敏感地和自己的错误联系在一起。

以上就是抑郁型人格的人的一些特点。如果情况比较严重，抑郁型人格会发展成**抑郁型人格障碍**，也叫作受虐型人格障碍，这样它就属于心理疾病的范畴了。

患者可能表现为长期的抑郁、焦虑、难为情，他的悲观看法损害了自己的进取心。有时候，和他在一起的人也会感觉受他传染，从而感到灰心失望。他还认为自我满足是有罪的，所以会下意识地相信承受苦难是一种美德，否则就不能赢得别人的爱和赞赏，因此不让自己好过。这样的人一般不轻易得罪人，也不会引起社会功能损害，但是生活得非常痛苦。如果患者是这种情况，可能需要接受长期的心理治疗。

那么抑郁型人格是怎么形成的呢？

除先天的气质因素外，父母和孩子的关系也起了重要的作用。有的父母会通过威胁的方式表达期望。不知道大家是否还记得小的时候，父母经常说："你要是再不听话，爸爸妈妈就不要你了。"这些父母有时候真的和孩子做起了捉迷藏的游戏，孩子会感到非常恐惧，非常焦虑。虽然父母只是为了让孩子听话，但这种表达期望的方式太极端，给孩子造成了心理阴影，所以孩子不敢做任何让父母失望的事情。

有一个来访者已经在读研究生了，他非常担心自己学习成绩不好，而且他还有一个很特殊的症状，就是特别怕羊。这是为什么呢？原来他小的时候生活在农村，父母看到羊群就会随口威胁他说："如果将来你不好好学习，没出息，就只能去放羊。"所以在他幼小的心灵里，放羊成了一件非常耻辱且非常可怕的事情。不知不觉中，他一看见羊就会很紧张。

父母还有一种不当的方式是通过比较来设定目标。比如，父母会对我们说"你看看人家孩子多听话"或"你看看人家孩子多有出息"。这个时候，虽然我们已经努力去做了，但是往往怎么也达不到人家孩子的水平。所以，比较会让我们越来越自卑。我们为了取悦父母，总是靠模仿他人来学习、工作，就很难独立成长，缺乏抵抗风险的能力。久而久之，就形成抑郁型人格了。

那么我们如何修炼自己的性格，来降低抑郁的易感性呢？

首先，我们要制定符合自己实际情况的目标，避免拿别人的标准来要求自己，也不用取悦他人，更不要和别人攀比。在制定目标的时候，我们可以吸取这句话的经验："我们要够那些跳起来就能摘到的果子。"如果这个果子挂得很高，我们跳起来也够不着，无论我们怎么跳都够不到它，这只会增加我们的挫败感，让我们越来越抑郁。当然，那些不用跳也能摘到的果子肯定不是好果子，否则早就被别人摘走了。所以，当你制定自己的目标时，要讲求实际，我们可以适当地降低一些标准，要因人而异，要符合自己的实际情况。

其次，遇到困难的时候不能急躁，我们可以将一件大而繁杂的工作分成若干个小部分，一个一个地完成，这叫化整为零。像蚂蚁啃骨头一样，一点一点地完成。这也是一种自我激励的很好的方式。

再次，可以根据自己的实际情况，在日常生活中养成一些良好的生活习惯和乐观的心态。推荐给大家一个方式，就是每天对着镜子微笑，特别是出门之前。有的时候，我们并不是因为内心愉快而微笑，而是因为我们做出了微笑的表情和动作，我们的内心也会跟着愉快起来。让我们的身体记住这个动作，让每个细胞记住这种感觉。看到镜子里微笑的自己，你的心也会打开。学会悦纳自己。

最后，我们要尽量多和其他人交往，避免自己独来独往。人是社会动物，和人交流可以避免我们的孤独感，也可以让我们走出自闭的世界。社会资源是无穷的，但享受社会资源，需要我们敞开自己的心扉，就像一滴水，要想不干枯就要融入大海。

- 案例分享 -

有一个 15 岁女孩的母亲说:"孩子进入青春期后,学习成绩突然下降,害怕与陌生的同龄孩子交往。暑假参加全封闭的美术培训班,害怕和陌生孩子在一起,出现头疼、恶心等躯体症状。在学校里,只和自己关系好的同学交流,怕自己说错话引起别人的不满或让别人产生对自己不好的评价,过于在意别人的看法。当一件事情发生问题的时候,会把出错的原因归结于自己身上,不停自责。走路的时候驼背、低头,给人一种无法放开、自信心不足的感觉。父母多次劝说没有效果,孩子说只有采取这样的姿势才能感觉到放松。在家里不敢和家人表达自己内心的想法。"在整个咨询的过程中,父母强大的气场让孩子不敢表达自己的看法。表面上看,父母很平和,每一件事情都在征求孩子的意见,实际上这是一种温柔的逼迫。咨询结束时,孩子的告别方式都是小孩子特有的方式。

专家分析:

1. 人格分为气质与性格。气质是先天的,无好坏之分,也很难改变。而性格是在后天的环境中形成的,家长早期的教养方式对孩子有很大的影响。

2. 胆汁质、多血质、黏液质、抑郁质是四种人格特质,上述案例中的小女孩具有敏感多疑、胡思乱想的特质。

- 本节课后作业 -

请大家在一张纸上写下 20 个"我是＿＿＿＿＿＿＿＿＿＿"。

这是一道填空题，需要你用20个形容词来描述自己的性格特点，然后看一看这里面有多少是带有抑郁型人格特征的。

这个练习也可以邀请你的父母、好朋友一起来做，看一看你受身边人的影响有多少。如果有重叠之处，可以尝试着从自己的性格里面把这些元素暂时剔除出去，剩下的就是自己的人格特征。这个练习可以经常做，在不同的时期，可以比较一下自己的性格有多少改变。

LESSON 7 第七课

无助感：越想摆脱抑郁越觉得抑郁，怎么办？

- **本节课你将掌握** -

1. 习得性无助是什么？

2. 如何克服习得性无助？

3. 内在帮助者练习。

无助是抑郁的一个核心感受。一方面，我们都会有感到无能为力的时候，但是如果你经常感到无助，就会逐渐陷入抑郁的情绪中。另一方面，已经被抑郁困扰的人经常急着想摆脱抑郁状态，可是越着急状态越不好，所以感到越来越无助，这又加重了抑郁问题。抑郁就好像是一只小黑狗，永远追在我们后面，让我们无处可逃。

举个例子，如果一个人总是在某项工作上失败，他就很有可能放弃在这项工作上的努力，甚至还会因此对自己产生怀疑，觉得自己这也不行那也不行，渐渐地对所有工作都没有了信心。再如，一个学生接连几次考试成绩都不理想，心情很沮丧。他的情绪变化被老师忽略了，后来又被妈妈不恰当地指责，于是他认为自己笨，不是学习的料，丧失了对学习的兴趣，甚至最后辍学。又如，很多病人久病不愈，虽然多方求医，但是都不见效，于是认为自己得了不治之症，是家庭和社会的累赘，放弃了活下去的希望，甚至选择自杀。

以上这些例子说明，**我们其实并不是真的不行，而是因为以往在类似的情况下受到了太多的挫折，所以想当然地认为自己不行**。这种心理让我们把失败的原因归结为自身不可改变的因素，放弃了继续尝试的勇气和信心，陷入了**习得性无助**的状态中。

那么，习得性无助是怎么提出来的呢？

积极心理学之父塞里格曼做过一个经典的实验。他先把狗关在笼子里，只要铃声一响就给狗施加难以忍受的电击。狗逃避不了电击，于是在笼子里狂奔惊叫。多次实验之后，只要铃声一响，狗就趴在地上惊恐哀叫，但是不再狂奔了。后来，塞里格曼在施加电击之前把笼子的门打开，此时狗不但不逃跑，反而在电击出现前就倒在地上呻吟和颤抖。它本来可以主动逃避，却绝望地等待着痛苦的来临。这就是习得性无助提出的过程。

在以后的研究中，塞里格曼发现人类的抑郁问题和动物的习得性无助的形成过程非常相似。**人类的抑郁问题，也是因为他们从过去不可控制的经验中习得了无助感**。和狗一样，当一个人努力去控制某事却屡遭失败，他就会停止继续尝试。如果这类情形出现得太过频繁，这个人就会把这种无力控制的感觉泛化到所有情境中，甚至泛化到明明可以被控制的情境中。

那么，怎么才能逃离这种无助感呢？

首先，我们要承认现实，接受失败的可能。 失败总是令人不愉快的，有些失败带来的结果是不可改变的，但这一次的不好并不代表下一次、下下次都不好。成功的人几乎都是经历过无数次的失败和被拒绝，终于在某一个下一次找到了门径，取得了成功。

其次，要明白不断进行尝试是必要的，但是尝试的方法绝不是一成不变的。 你需要从上一次的失败中总结经验，找到一种更高效的努力方法，只有这样一次次地尝试才是有意义的。

再次，要做好心理预期，多给自己鼓励。 假如有人忍受不了成功前的黑暗，承受不起无数的痛苦和绝望，那么他只能待在自己原有的一小片天地中，又或者他只能去嫉妒成功者得来的成果。没有痛苦就没有收获，要相信，分娩的阵痛之后即将迎来新的生命。

最后，我们来做一个叫内在帮助者的练习。 这个练习是心理想象的技术之一，它可以帮助大家在无助的时候获得帮助。它能帮助你在自己的内心建立一些有用的东西，起到支持、保护、安慰的作用。

这个练习对很多生活问题的澄清特别有帮助，对创伤处理尤为重要，因为这个时候，人们更需要内在帮助者形影不离的安慰。

内在帮助者可实可虚，它可以是某个童话中专门做好事并且有超能力的角色，也可以是某种天使、动物，甚至是会说话的石头，等等。

下面请你做好准备，找一个安静的环境，放松地坐好或躺好，轻轻地闭上眼睛，平静地呼吸。接下来，我们要进入练习了。

请把你的注意力从外部转向内部，再仔细观察一下自己丰富的内心世界。

现在请你和自己的智慧建立起联系。这听起来似乎有些抽象，但你和自己内在的帮助者一定打过交道，或许你只是没有这么称呼过他。只有当你的注意力非常集中的时候才会觉察到你的内在帮助者。他能告诉你什么事情办得不对，什么事情干得非常好，可以说，内在帮助者是一个不会撒谎的裁判。

因为在一般情形下，我们的理解和领悟总占据着上风，所以我们总是感觉不到内在帮助者的存在，或者虽然我们感觉到了他的存在，却总受到理解和领悟的妨碍。

现在请你和你的内在帮助者建立起联系，让内在帮助者帮助你，和一个或几个友好的、有用的东西建立起联系。我说的是东西，而不是人。它能够陪伴你、保护你、支持你、安慰你。它也许是童话世界里存在的某种具有特殊能力或力量的东西，也许是某种形式的能量，请让所有感觉自由延伸。

或许你看到了什么，或许你听到了什么，或许你感觉到了这种对你有用的东西的存在。请开启你所有的感官，让它自由地出现，然后留住它。

如果有让你感到不舒服的东西出现，请告诉它们，它们不受欢迎，然后把它们送走。你现在只想遇见有用的东西，对于其他东西，只有在你想跟它们打交道的时候，它们才可以出现。

如果你能建立这种联系，你就可以让内在帮助者为你提供一些建议和帮助。请你想一想，你有哪些重要的问题要问他？或者想请他提供哪些帮助和支持？

请把你的问题或要求提得更加明确、清楚一些，并对每一种回答敞开心扉，不要做太多的评价。

如果你已经得到了一些答案，请你对这种友好的帮助表示感谢。如果你愿意，你也可以对这位内在帮助者的联系表示感谢。

你也可以经常请这位内在帮助者来到自己身边，请求他经常陪伴在你左右。

如果你希望，但到现在还没有和你的内在帮助者建立联系，就请你常常做这个练习，总有一天这种联系会建立起来的。

现在请你集中注意力，慢慢地睁开眼睛，回到这间房子里来。内在帮助者的练习可以让我们在无助的时候，快速地获得一种内心的支持感。

- 案例分享 -

有一个来自县城的孩子，从小学习成绩一般。高考时，他考进了一所普通二本类大学，大学所处地域是一个四线城市。年少懵懂的他，心中没有更广阔的世界。大学前三年，他的成绩在班级中名列前茅，他以为这就是人生的尽头。

进入大四，他对未来的人生产生了迷茫，于是跟随潮流选择考研。这时考研已经进入倒计时，他很慌张，一边学习一边对自己的决定产生怀疑，导致学习效率低下。填报志愿时，他没有根据自己的实际情况填报，所以第一年考研落榜，由此全面否定自己大学的成绩。

毕业后，他不想回到小县城生活，于是到大城市寻找工作。可是他发现自己心中完美的工作是不存在的，于是回家准备第二次考研，因为心中一直存留着第一次考研失败的经历，久久不能释怀，所以第二次考试的压力更大，心中理想的大学似乎高不可攀。于是，第二次考试也以失败告终。

自此以后，自我怀疑感的体验更加剧烈，且持续时间变长。他常常觉得自己的人生已经成了灰色，没有色彩，没有生机，没有人可以分担自己的无助感。他常常以泪洗面，一言不发，唉声叹气，认为人生已经走到了尽头。

专家分析：

长期处于消极的病态思维下，本身就是抑郁的一种问题。每个人都曾受到自我憎恨和内疚的伤害，总觉得自己还不够好，但是无论如何我们都不能失去感受爱的能力。

－ 本节课后作业 －

总结自己经历过的失败，放松地体会由此产生的无助感，不要回避，把它写下来，并且写下在失败前后自己所经历的人生大事，从而发现它们之间的联系，看一看失败和挫折换来了什么收获。反复进行内在帮助者练习，强化自己内心的积极信念。

LESSON 8 第八课

空虚感：如何找到自己的价值？

- 本节课你将掌握 -

1. 空虚感是什么？
2. 避免空虚感的三个建议。

生活中，有的人早晨一觉醒来，想到要面对新一天的生活、学习和工作就充满了压力，心生退却，不知道怎么才能熬过去。然后，带着起床气不情愿地出门，伴随着阴沉的心情，打发无聊的一天，可又觉得自己一事无成，为虚度光阴而自责不已。

好不容易盼到不用上班的假期，却发现自己无事可做，生活没有了目的，失去了奋斗的目标。心里空荡荡的，没地方去，没什么可玩，宅在家里待在床上，一天下来不但没得到休息，反而腰酸背痛，患了所谓的假期综合征。

有的人找不到自己的价值，觉得自己所做的工作并不喜欢，对现在的生活也不满意。可是他们只知道自己不喜欢什么，却不知道自己喜欢什么，所以不知道人生的方向在哪儿，也不知道该怎么改变，怀疑生活的意义。

有的人不想过平凡的生活，想想自己跟别人一样上学、工作、成家、生儿育女，后半生日复一日就觉得无聊。

还有的人正走在人生的岔路口，被前所未有的迷茫感所淹没。他们一会儿觉得自己很独特，一会儿又觉得自己很平庸，由此产生了空虚感，不知道自己是谁，想要什么，该怎么做，有什么价值。

这些都是空虚感的典型表现。**空虚感是一种消极的情绪，是一种普遍无聊和冷漠的感觉，通常伴随着孤独、沮丧、绝望、无价值感、精神不振、麻木不仁。它既是抑郁的表现，也是抑郁的原因。**

那么，我们应该如何避免空虚感，找到自己的价值呢？以下是三个建议。

第一，调整需求目标。空虚感往往是在两种情况下出现的：一是没有目标，不知道自己究竟想要什么，但是对眼下的情况又很不满意。二是目标不切实际，担心自己无法实现目标，于是失去了追求目标的动力。因此要调整目标，调动潜力，充实自己的生活。

那么怎么知道你究竟想要什么呢？

我们需要花时间思考一些问题。每个人都有惰性，所以如果方便，你可以现在就用纸笔把这些问题记下来，并且尝试去思考。也请你保留好这些问题，在方便的时候提醒自己进行更深入的思考，因为这些问题对你找到人生意义非常重要。

首先，你可以问问自己，**你最欣赏的人都有谁？他们的哪些品质最让你敬仰，为什么？**这两个问题能够帮助你站在旁观者的角度，更清楚自己想要培养出什么样的品质。

接着，你需要去想有哪些做法可以帮你拥有这些品质？比如，你想得到的是博爱，那么你可否从现在起就养成换季的时候，把旧衣物捐献的习惯；或者可否给自己定下一个目标，把每个月收入中的一部分用来做慈善。如果你想得到的是洒脱，你非常羡慕身边那些开朗随性的朋友，那么你可否给自己定个目标，让自己每个月洒脱一回，也许是一场独自的旅行，也许只是走一条风景更好的路回家。去尝试做出这样细小的改变。

其次，你可以问问自己，**如果你家着火了，你只能保留三样东西，它们会是什么？**这个问题能够帮你看清自己对生命中重要事物的取舍。

如果你的回答是书籍和朋友送你的礼物，那么你重视的是智慧和友情，你可能觉得它们是无可替代的，所以你会不惜一切代价留住它们。所以，从现在开始去经营它们吧。所谓"有花堪折直须折，莫待无花空折枝"，带着不给人生留遗憾的想法，积极行动起来。

再次，你可以问问自己，**你会因为什么事情而烦恼？这些事情是否对你很重要，为什么？**通过问自己这些问题，你可以找到有些事之所以让你烦恼，背后是否有什么共性的东西，那也许就是你非常看重的事情。

当然，也可能你思考之后，发现这件事似乎根本不值得让你烦恼。如果你有这样的感受，也要恭喜你，可以放下不必要的负担了。

然后，你可以问问自己，**哪些瞬间让你感到很充实？为什么你会**

觉得充实？这些问题能够提醒你，记忆中有哪些积极的内容。

我们对自己经历过的痛苦的事往往刻骨铭心，挥之不去。这是我们的内心为了避免再次受伤而采取的保护措施。然而，对于快乐幸福的事，我们却很容易忘记。结果生命变得不堪回首。

如果你的回答是初恋时和恋人的牵手，那么你的内心似乎立刻回到了青涩浪漫的岁月，手心里也有了暖暖的感觉。你会发现，自己不是一直孤单的，现在也可以重新找到爱的陪伴。

最后，你可以问问自己，如果你的生命只有三天时间，你最想做什么事？通过问自己这个问题，你可以找到毕生奋斗的目标和生命的终极追求。

这件事也许是你儿时的梦想，也许是你少年的壮志，但它被平庸的生活摧残消磨了。所以这个提醒尤为重要。你的回答可能是自驾远游，这说明你的志向在诗和远方。记住它，实现它，你又找回了只争朝夕的活力。

这就是给你的第一个建议。

第二，寻求社会支持。当一个人因失意而徘徊时，特别需要有人给予他力量和支持，同情和理解，只有获得了社会支持，他才不会感到空虚寂寞。

你可以用爱填满生活，花时间去陪伴那些爱你的人。他们可能是含辛茹苦把我们养大的父母，可能是同甘共苦的伴侣，也可能是不离不弃的朋友。和他们说说你的苦恼，爱和归属感会让你感到充实。

电影《飞屋环游记》大家都看过吧？故事里的一对夫妻非常渴望能够有爱的结晶，他们精心装扮了一个育婴室，结果医生却告诉他们，他们永远也不会有自己的孩子。这样一个晴天霹雳对每一个人来说都是致命的。妻子变得郁郁寡欢，整个生活都变成了灰色的。她突然失去了生活的方向。看着精心准备好的育婴室，她感到空虚失落，自责愤懑。内心多了一个这么巨大的空洞，该拿什么来填补呢？

故事里的丈夫用他无微不至的关爱和贴心的陪伴，很快就弥补了这个看似很难填平的空洞，让妻子重新微笑起来。他们一起把育婴室重新装饰，重新计划两个人的后半生，幸福和甜蜜有增无减。

如果你觉得生活中缺少爱你的人，你可以结识新朋友，别让自己闲下来，去投入新的生活，你会对生活有更多的理解。**试着变得更大方一些，多花点时间，好好经营新的关系**。对身边的人好一点，既能获得友好的回报，还能帮助你转移注意力，有事可做能减少你胡思乱想的时间。

抑郁发作时，你通常不太想联系老同学，也不是很愿意去参加活动结识新的朋友，那么这个时候你尤其需要别人的鼓励。制订计划，每周联系一个老同学，或者拉上自己最亲密的朋友去参加活动，或者融入别人的朋友圈，等等。

另外，你还可以养宠物，让自己的生活更充实，更有意义。你还可以通过饲养宠物认识很多与你同样喜欢宠物的人，你们可以通过交流养宠物的经验来建立友谊。

第三，培养新的习惯，充实自己的生活。

第一个做法是看书。这是填补空虚非常好的方法。你可以与书的作者进行跨越时空的交流，好像书会说话，能帮你摆脱寂寞。更重要的是，作者在书里分享了他们的思想和智慧。通过看书，你会感觉自己的心胸逐渐开阔了，也许不经意间就找到了自己问题的答案。你还可以和身边的人分享你的读书心得，或者在读书 APP 上留下笔记，也可以看其他书友留下的笔记，做进一步交流。

第二个做法是忘我地工作。劳动是摆脱空虚最好的方法，工作的过程可以帮人集中注意力，看到劳动成果时也会真切地体验到自己的价值。所以很多人在感到空虚的时候，会想方设法让自己忙起来。让自己忙工作当然是最好的，因为这可以直接体现在你的业绩上。你也可以培养自己的爱好，比如利用业余时间去学习一项技能，持之以恒，感受自己不断进步。你也可以做一些手工，把自己的成果摆放在桌子上，使你的房间更加赏心悦目。

第三个做法是做一点不一样的尝试。如果每天的工作和生活让你无聊失望，或许你可以突破舒适圈，去尝试一些新的事情。比如，参加户外俱乐部，出去走走，体验多彩的生活，或者尝试在常规生活之外稍微做点什么，给自己一些挑战，如接受新的项目。

我们往往会佩服那些敢于挑战的人，但是自己常常望而却步。其实我们之所以不敢走出舒适圈，是因为面对不熟悉的事物，我们会有本能的自我保护。但是想一想，现在你的生活已经烦闷得要死，去试一下，就算不成，你又有什么损失呢？尤其是如果你的某个目标受到阻碍，难以完成，不妨去转移一下注意力，培养新的人生追求，这样能让心情平静下来，也可以很好地调整生活内容，重新找到生活的意义。懂得舍弃也是一种人生智慧。

第四个做法是规划自己的生活，提高掌控感。如果你的生活不可控，什么事都由不得你，你自然会感到空虚。所以你需要掌握主动权，不要让外部的压力轻易改变你的决定。比如，你可以从一些力所能及的小事做起，规划自己的作息节奏，对生活多一些计划，完成目标之后就给自己一个奖励等。点点滴滴之间，做自己生活的主人。

第五个做法是养成感恩生活的习惯。每天花些时间记录一件让你感恩的事。这些事可以是重大的，也可以是微不足道的，甚至可以是当你打开窗户呼吸到新鲜的空气时，感谢大自然的馈赠。你可以每天晚上睡觉前做这件事，想一想今天都有哪些有趣的事，有哪些开心的事，你有什么收获。如果有不开心的事闯入了你的脑海，忽略它，继续集中注意力去回忆让你感恩的事情。然后，使用前文讲过的微笑练习，带着微笑入睡，这是一个赶走空虚感，增加幸福感的好方法。它会帮助你看到那些你认为平淡无奇的事情背后，给你带来的欢乐和意义，希望你能坚持下去。

最后，请你跟随我一起**来做一项练习。**

请你找到一个安静的环境，闭上眼睛，专注于呼吸，然后在心里回答我接下来提出的这些问题。这些问题可以帮助你加深对空虚的理解，毕竟每个人对空虚感的定义都是不一样的。

请你注意你现在的感觉。你有没有空虚的感觉？或者感觉自己缺乏价值？缺乏清晰的思路？缺乏理解？缺乏爱？请大方地接受你现在的空虚感。

接着细细体会，你近期的空虚感已经到了什么程度？如果用 1—5 分来打分，程度越高分数越高，你会打几分？你觉得这个程度是可以接受的吗？

然后留意自己是怎么经历这些空虚感的。你第一次意识到自己感到空虚是什么时候？最近一次又是什么情况？在最近一周，你的空虚感占用了多少时间？这些空虚感是否勾起了你对过去的回忆？

当你感到空虚的时候，除了空虚，还伴随着什么情绪？这种空虚的感觉是不是在特定的时间或地点才会出现？

觉察一下自己，当你感到空虚的时候，你是否能够注意到周围的环境？是否有一些想法会越过你的头脑？别着急，你可以去捕捉你的每一丝想法，也许它正在告诉你，其实你渴望的方向在哪里。

这些问题没有标准答案，正如怎样摆脱空虚感也没有标准答案一样。当你细细揣摩这些问题，你会发现该怎么找到自己的价值，该怎么让自己的生活更有意义。

- 案例分享 -

一位曾经做记者的老年女性主动拜访社区心理咨询师，希望咨询师能帮助她的儿子。她介绍到，她的儿子30多岁了，自幼学习成绩很好，重点大学毕业，有过一段令人羡慕的大企业工作经历。后来因感觉"没意思"而主动辞职，从此赋闲在家多年。不工作，不恋爱，无所事事，闭门不出。后发展到终日卧床不起，生活能力下降，靠母亲照顾。早前做过心理咨询，嫌咨询师"水平低"而没有坚持。因儿子不主动求助，母亲恳请咨询师能够进行一次"家访"。

咨询师来到小巷中的老屋，室内狭窄，藏书很多，都是这位老年女性的儿子买的，不少书还没拆封。昏暗的卧室里，"男孩"形色憔悴，蓬头垢面，得知妈妈带客人来，才有气无力地半坐在床上。在和咨询师交谈时，他语言流畅，逻辑清晰，但兴趣不大，言谈中涉及的话题面广，却泛泛而谈，不能深入，更没有自己的体验。对于现状，他表示无能为力，只能得过且过。谈到人生，他一会儿说"无聊"，一会儿说自己"心比天高，命比纸薄"。谈不了多久，他就呵欠连天，昏昏欲睡，钻进了被窝。

后来，他被邀请到社区心理健康沙龙参加集体活动，情绪好的时候也能侃侃而谈，主持话题，并得到周围人的认可。

补充信息：这位老年女性年轻时很要强，从普通工人自学新闻写作，后来到报社做记者，工作扎实刻苦，退休后仍被返聘。但她个性好强，所以对丈夫安于现状的价值观感到不满，在孩子小学时就选择了离婚。母子两人相依为命，直到现在。

专家分析

1. 特殊的家庭关系使母亲过度呵护，扮演了一个无微不至的保护者，尽管这种保护作用是有限的。在过度保护环境下成长起来的孩子到了需要"心理断奶"时，如果产生无助感，极易一蹶不振。

2. 案例中的儿子在自己的舒适圈里所有风险都被屏蔽掉，形成了安全的假象，加重了对现实过于理想化的幼稚认知。因此，当他遇到挫折时，很容易产生"命运不济"的悲观信念。

3. 由于案例中的儿子的社会功能受损较严重，有必要找机会去精神科门诊，以排除重性精神疾病。

– 本节课后作业 –

请你在感到空虚的时候，反复思考最后这几个问题。当然，也希望你可以对这节课介绍的方法进行尝试，找到最适合自己的，并且坚持做下去。

LESSON 9 第九课

躁郁症：怎么能让我不再阴晴不定？

> **- 本节课你将掌握 -**
>
> 1. 躁狂的"三高"症状。
> 2. 稳定情绪的三个方法。

其实，患躁郁症的人在日常生活中也很常见。抑郁的时候，他们的情绪一落千丈，躁狂的时候，他们的情绪又十分高涨，但无论抑郁的状态还是躁狂的状态都不会持续太久。用他们的话说，情绪就好像坐过山车一样高低起伏。躁郁症的症状在抑郁和躁狂两者之间来回波动，所以临床上也被称为双相情感障碍。

当然，大部分人的问题没有严重到称之为障碍的程度，但是如果你的情绪很不稳定，忽而大喜，忽而大悲，或者你常常没有办法掌控自己的情绪，那你需要高度重视，并且学习调节情绪的方法。

首先，我们来认识一下躁狂发作的人都有哪些症状。

往往一提到躁狂发作者，人们就会认为他们哭笑无常、又打又骂、到处乱跑、破坏东西。其实，**躁狂的表现不仅仅是这些行为上的异常。我们通常把它的基本症状分为精神症状和躯体症状两个方面。**

精神症状主要有三大表现，也就是情感高涨、思维奔逸、意志增强，**我们可以简单记为"三高"症状，就是情感高、思维高、意志高。**对应抑郁症的"三低"症状，情绪低、兴趣低、意志低。

第一个表现是，情感高涨。人们通常的高兴是有度的，但是躁狂发作时会表现为喜悦和兴奋非常强烈，而且持续时间很长，久久不能消退。患者可以整天都眉飞色舞，谈笑风生，高兴得不得了，可是事实上并没有那么值得高兴的事情发生，显然，患者高兴过头了。他们通常表情活跃，很富有感染力，让接触到他们的人感到很轻松。虽然睡眠减少了，但仍然显得精力旺盛，兴高采烈。而且患者常常变得过分喜欢打扮，喜欢奇装异服、浓妆艳抹，好表现自己，爱提意见。有时候还会表现出扬扬得意，非常傲慢，瞧不起人。

患者还有一个典型特征就是很容易被激惹，常常因为一点小事儿就大发雷霆，训斥和吆喝别人，而且语言粗俗、尖刻，甚至出现冲动、伤人、损坏东西等粗暴的行为。

第二个表现是，思维奔逸。也就是，患者的联想很丰富，而且思维运转迅速，口若悬河，滔滔不绝，声音甚至可能因为说话太多而嘶哑。

有少数患者辞藻华丽，生动诙谐，所以给人一种能言善辩的印象。但大多数患者的言语很夸大，好像天下事无所不知，自称交往的人都是上层名流，甚至吹嘘自己有几百万家产。

严重者还表现出注意力随境转移，也就是随着新出现的事物而随时改变话题，一会儿说这个，一会儿又说那个，而且称自己"变聪明了"或"舌头和脑子赛跑"。

第三个表现是，意志增强。表现为动作多且快，整天忙忙碌碌，天不亮就起床，过度热衷于锻炼身体，喜欢洗凉水澡。经常外出访友，而且有些朋友已经多年不曾来往，却没有缘由突然想去拜访。跟陌生人见面时，患者表现得格外热情，一见如故。做事情有始无终，什么事情都干不完整。喜欢热闹、人多的场合，爱管闲事，意见多、要求多，爱指责别人，容易与人发生争执。

有些人频繁购物，甚至挥霍钱财买一些华贵但并不需要的东西之后，将这些东西作为摆设，或者随意送人。

严重者整天歌声不断、又唱又跳，接触异性的时候举止过于轻浮，很容易冲动。

这些就是精神症状。

躯体症状主要有皮肤红润，目光炯炯有神。因为说话过多而经常口渴，喝水很多。食欲旺盛，容易饥饿，但是体重反而减轻。有的时候也会表现出体温轻度上升，性欲亢进，疯狂地追求异性。另外，睡眠障碍也是非常多见的，大多表现为入睡困难或早醒。对女性来说，还会出现月经量减少或闭经的情况。

这些就是躁狂通常的表现，你可以自我对照一下，也可以对照一下你关心的人。如果这些表现非常明显，那就是躁狂发作了，需要尽快向医生求诊。

其实，躁狂和抑郁交替发作，与我们情绪的稳定性息息相关，我们每个人都需要保持情绪在适度的范围内起伏，在合适的场合有适当的情绪。接下来介绍一些稳定情绪的方法。

第一个方法是学会自我监控情绪，发现情绪变化的规律。 这里可以用到一个描画情绪曲线的方法。请你找出一张纸，在纸的左侧画上纵坐标，分数从 10 分到 –10 分，情绪越高涨，分数越高，情绪越低落，分数越低。横坐标代表时间，可以按月划分，也可以按天划分，甚至可以在一天之内按小时划分。这个情绪曲线图可以反映你一年以来、一个月以来、一周以来或者一天以来的情绪变化。

在每一个时间点上记录情绪的程度。比如，一个人非常高兴，情绪达到了 5 分、7 分。如果是躁狂发作，情绪高涨，可能就要标记 10 分了。当他心情不好时，情绪可能低到 –5 分。如果抑郁发作，情绪极度糟糕，甚至悲观绝望，就要标记 –10 分。我们每天都把自己的情绪记录下来，那么过一段时间，我们就会发现自己情绪变化的规律了。

你可能会发现抑郁发作的时候，早晨比较明显，到了晚上症状会减轻。在一年中，春天和夏天躁狂容易发作，到秋天和冬天的时候抑郁容易发作。

这是一个简单的方法，可以帮助你敏锐地觉察自己的情绪。虽然情绪是无形的，但通过把它画出来，你就可以更加清晰地认识它。如果有问题，也可以及时发现，有效地掌控。

第二个方法是开源节流，让情绪舒缓地流动。 情绪就像流水，抑郁的时候情绪变成了一潭死水，这个时候我们就要适当地扰动它。比如，用幽默的方式与自己开个玩笑。有时候，我也和我的来访者开一些玩笑，当然这是在治疗关系很稳定的情况下。

比如，抑郁发作的来访者对我说："我现在就是个行尸走肉。"那么我告诉他："你来得正好，我们心理医生善于借尸还魂。"有抑郁症的患者告诉我："我现在好像发霉了。"然后我对他说："其实灵芝也是真菌，那是很宝贵的。"通过这种幽默的方式，刺激情绪活跃起来。

当情绪过度高涨，甚至到躁狂的程度时，当事人往往做事有始无终。这个时候我们需要提醒他，做事要持之以恒，不要一下开展很多工作，而是适当地做减法，节省自己的精力，把一件事情专注地做到底。

情绪不可能一成不变，所以要让它像流水一样。细水长流，我们就可以做情绪的主人。

第三个方法是利用不同情绪之间的关系来互相制约。比如，当人们躁狂发作的时候，非常欢喜，这个时候我们可以用什么情绪来控制呢？

大家都知道范进中举这个故事。在《儒林外史》这本小说里，范进多年考不上举人，突然考中了，欣喜若狂。喜则伤心，于是得了精神病。那么当时别人出的主意是什么？找一个他平时害怕的对象，用恐惧来刺激他一下。这就是以恐制喜的方式。范进平时最害怕他那当屠夫的老丈人，老丈人壮着胆子给了他两个嘴巴，告诉他："该死的畜生，你中了什么？"范进被这么一吓，如梦初醒，终于恢复了正常。

因此，不同的情绪之间是有一个相互制约的关系的。我们可以利用这个规律来调节我们的情绪。也就是说，当躁狂发作，或者我们的情绪过度高涨的时候，我们要有所敬畏。你可以找你平时敬畏的人来提醒自己，也可以用一些道德、法律、规范来约束自己，让自己不至于得意忘形。

当然，情绪不能自控的时候，我们应该及时就医，专业的帮助可以有效、及时地调控我们的情绪，必要的时候可能还会用药物治疗。

- 案例分享 -

有一个很聪慧的女孩儿，三年前就读于一所寄宿制国际高中。在校期间，她有一位玩得很好的男同学，女孩儿称他为"灵魂伴侣"。突然有一天，男孩儿一声不响地消失了，女孩儿整天以泪洗面，深陷痛苦无法自拔，成绩因此大幅下滑，食欲减退，睡眠质量下降，有过自杀的念头。女孩儿一直以来的梦想是读哈佛大学，于是女孩儿向哈佛递交了申请，并成功进入复试，女孩儿重新激起了昂扬的斗志。通过旅游、运动，她的心境平和甚至高涨起来，在整个咨询过程中，女孩儿语速很快，并且带有大幅度的肢体动作，谈话呈现跳跃性。两种情绪反复交替出现，心境常常如过山车一样。

一年后，通过互通邮件得知男孩儿在国外念书，她便买票偷偷去了国外，想给男孩儿一个惊喜。男孩儿声称当时是考试周，学业紧张，而且两人在交谈中发生了小争执，男孩儿请学校保安把女孩儿轰出了学校，这对女孩儿无疑又是一个打击。

专家分析：

1. 女孩出现明显的周期性极端情绪，这正是双相情感障碍的一大典型特征，高涨情绪与低落情绪交替出现。

2. 我们应该是情绪的主人，故事中的女孩儿显然是情绪的奴隶。

– 本节课后作业 –

描画自己每天的情绪曲线，并坚持一个星期。在情绪曲线里，横坐标的刻度可能是每个小时。根据这个曲线图观察自己这一个星期以来，每天情绪变化的规律是否一样。看一看情绪曲线的形状，有助于提醒你在情绪高的时候发挥积极的能量，在情绪低的时候适当地休息。

LESSON 10 第十课

自我否定：如何摆脱过度自责和自我挫败感？

- 本节课你将掌握 -

1. 自我否定的表现和原因。
2. 摆脱自我否定的四个关键步骤。

不自信的人更容易抑郁，因为他们很容易否定自己，很容易产生无助感。反过来，抑郁的人也会有自我否定的倾向。这样就形成了恶性循环，越觉得自己不行就越抑郁，越抑郁就越觉得自己不行。

我们都会有自我否定的时候，比如发现了自己的缺点或局限。或者当别人让我们做自己不擅长的事情时，我们就会推托说："我不行，我不行。"这其实就是一种自卑。健康的自卑是有益的，敢于承认自己的不足是一种勇气，也是一种智慧。它能激励我们直面自己的不完美，并且想办法去弥补。但是这里的自我否定，指的是不能客观地评价自己，哪怕自己没那么糟糕，也觉得自己很差劲，时刻生活在一种"我不够好"的阴霾中。**自我否定的人通常有以下这些表现。**

第一种表现是不能面对自己的不足。因此过分在意自己给别人留下的印象，在别人面前非常紧张，以防出现任何差错。一旦表现不让自己满意就会非常自责，在心里责怪自己，或者自言自语地斥责自己。并且对自己的过失言行反复剖析，希望找到原因，以免再犯同样的错误。这样谨小慎微，让他们把自己搞得很累。

第二种表现是因为关注点在自己不够好的地方，所以很容易感到受挫。他们往往一点小事没做好就会难过好几天，别人安慰也没用。因此，他们整天哭丧着脸，一副对自己很不满的样子。即使面对别人的夸奖，也很难高兴起来，他们要么微笑着接受，但喜悦转瞬即逝，要么怀疑对方的称赞，觉得自己没有对方想的那么好的。

第三种表现是很喜欢承认错误。如果他们做了一些事招致别人的不满，他们会立刻站出来道歉，也不管这件事本身究竟是不是自己的错。有时候，面对别人中肯的评价，即使对方没有不满的意味，他们也会理解成是指责，表现出满脸的愧疚。

第四种表现是更严重的一种情况，即极度不自信，觉得自己毫无价值，简直就是个废物，感觉对未来没什么希望。于是整个人都很沮丧，面对身边人的鼓励和肯定，要么置之不理，要么噎回去，搞得大家都觉得他们负能量满满，不爱跟他们说话。更进一步，他们会怀疑那些真正爱他们、关心他们的人。比如，他们会想："我这么差劲，别人怎么会爱我，他们会不会随时都可能离开我？"于是陷入深深的不安全感中。

概括一下，**喜欢自我否定的人通常有这样一些口头禅："我怎么搞**

的""我真的不行""我哪有那么好""对不起，是我的错"。你可以觉察一下，你是不是也很容易否定自己呢？如果从1分到5分打分，你会给你自我否定的倾向打几分呢？

尽管自我否定听起来很糟糕，但在一定程度上还是有好处的。因为自我否定的人很乐于承担责任，所以往往很受身边人的喜爱。因为他们善于自省，所以更容易及时发现自己的不足，并且加以改正。而且他们能够虚心听取别人的批评，接受不同的意见而不急着反驳。但整体来说，弊远远大于利。那为什么有些人容易自我否定呢？**我归纳了三个原因。**

第一个原因是有些人是自省型人格。也就是说，他们非常善于自我反省，自然就容易关注自己的不足。当然，自我反省并不意味着只是查找不足，可是有些人只能看到自己的不足，却看不到优点，这与他们从小接受的教育有关。很多孩子在表现好的时候，会被父母教育"有那么高兴吗？别骄傲！"，但在他们表现不好的时候，又会被父母非常严厉地斥责或惩罚。于是，久而久之，他们就会在潜意识里觉得，做得好有什么值得高兴的，那都是应该的，但对于做不好的地方，他们又会觉得自己怎么这么笨，怎么连这都做不好呢，好像这是一个天大的问题，必须加以弥补和纠正，否则自己就完蛋了。就这样，他们越来越把关注点放在寻找和处理不足上，而习惯了忽视自己的长处。

第二个原因是将批评内化。这是什么意思呢？就是刚刚提到的，他们总是把事情没做好的责任揽到自己身上。因为他们总是笼罩在一种负罪感中，好像自己对不起别人似的，所以把各种错都归纳为自己的错。

从另一个角度来看，这就是喜欢取悦别人，生怕惹别人不高兴。但实际上，这种行为是把评价自己的标尺交给了别人，因此只有别人满意了，才觉得自己是好的。有的人还会主动对自己现在、过去、将来，真实的或者假想的行为进行自我批评，通过向他人示弱来解除对方的敌意，获得同情和帮助。

第三个原因最消极，就是把"我不行"当作借口，从而逃避责任。我们都见到过自暴自弃的人，他们往往一事无成，但是也不采取行动，如果有人催促他们，他们就会说："我哪有那个本事""我做不来""你以为我不想啊，我这不是不行吗"。让人不禁感慨，可怜之人必有可恨之处。和那些好吃懒做的人不一样，有时候，这种逃避责任的想法是在当事人潜意识中的，也就是本人根本意识不到。他们是真的因为对自己不满而非常苦恼，也是真的想要做出改变，但就是迟迟拿不出行动来，自己也不知道为什么。但是在心理治疗中，当我们细细深究时，就会发现这个获益性想法的诡计。要承认这一点很难，人们在反省的时候，不要带任何道德批判的色彩，而是要客观地去看待，允许自己可能想要获得暂时的解脱，把它看作正常的需求。

那么怎么摆脱自我否定，摆脱自我挫败感呢？**下面和大家分享四个步骤。**

第一步，记录下自己的想法。在纸上写下那些自责的话，比如"我一败涂地""我一事无成""我很笨""我很丑"等。另外，你也可以记下在什么情况下你会有这样的想法，看一看能不能发现其中的规律。

在你写的过程中，如果有任何消极的自我否定的话冒出来，你可以鼓励自己看它并把它写下来。这个步骤需要很大的勇气，你要明白你只是把这些想法写下来而已，你承认你心里这样看待自己，但这并不意味着你真的是这样。如果你可以直面这些自我否定的想法，那么你就为摆脱它们的折磨起了一个良好的开头，这也证明了你是一个非常勇敢、非常爱自己的人。

这个步骤可以帮你有效地降低自责的强度和频率，就好像是把通缉犯一个个暴露在荧屏上一样，一旦它再次出现，你就会立刻觉察到，并且告诉自己："哦，又是你，你又来打扰我客观地认识自己了。"

第二步，审视你的论断。也就是说，判断你的标准是主观臆断的还是客观合理的。比如，你以为自己很差劲，那么看一看真的是这样吗？差劲到怎样的程度？这里你要注意自己的用词，先别急着责骂自己，而是应该就事论事来思考。

如果你认为自己是个没用的人，那么你一直都很没用吗？是不是有时候你还是很能干的？如果你觉得自己很胆小、懦弱，那么你是不是在所有人面前都这样呢？还是曾经有人夸过你真勇敢？你可以先挑你最介意的一两个特点来重新审视，不用着急，仔细去看，你往往会发现自己的观点其实是相互矛盾的，其实你跟自己过不去的那些缺点并没有那么糟，或者你之所以这样是因为有些事情是你不可控制的，那就不要把这些事揽到自己身上，否则这样苛求自己，对自己来说很不公平。

此外，这些让你感到不满意的地方，真的就是十足的缺点吗？其实很多事都有两面性，人的特点也是一样。比如，某个企业家是一个从名牌高校毕业的高才生，这个商界的成功人士，竟然有一口蹩脚的英语。

可是这个缺点不但没有惹来大家的嘲笑，反而让大家更喜爱他，觉得他很可爱，很亲切。仔细想一想，很多人都有这样的特点。这些特点在某些场合是缺点，但是转而在另外一些场合就是优点。它可能给你带来了阻碍，但也可能带来了好处，不能只见其一而不见其二。

第三步，收集客观的数据。去关注自己做得好的地方，用事实来挑战你那些消极的想法。在一张纸上列出一个简短的自我成就表，每次自责情绪来袭时，就拿出来看一看。或者看看自己的简历，回顾一下自己所取得的成就。你也可以在书桌前或床头准备一个功劳簿，也可以是一张精美的纸，每当你有成就感时，就记录下来。因为放在醒目的位置，你可以经常看到它们，这些记录下来的事实，一个个都证明了你的优秀。

有的人会无视自己取得的成绩，觉得根本不值一提。所以还记得吗？在我们小的时候，家长会把奖状贴在墙上，放在醒目的位置上，这样我们就能时刻地看到自己被表扬了、被夸奖了。

第四步，觉察你的自我否定是批判性的还是建设性的。比如，你知道自己考试挂科了，那么"我不是学习的料"就是一个批判性的、谴责性的想法，而"明天开始我要改善自己的学习习惯"就是一个建设性的想法。你的目的应该是让自己有所改进，而不是打击自己。

所以，去看一看你的这些自我否定的想法是在激励自己，还是在指责自己。你可以尝试转换语言，重新表达，让批判性的自我否定变成建设性的自我激励。比如，多用肯定的词语，把语言指向可行动的目标，而不是总说"我总是""我老是""我还是""我就是"等绝对化的、否定的结论。

另外，要重新评价你的价值观。觉察自己有没有想要借此逃避责任的想法。比如，要让生活更有意义、更有质量，不能靠装可怜、求施舍得到，这些只会让你牢牢记住自己的缺陷，越来越讨厌自己。你应该勇敢一些，突破舒适圈，通过努力让自己能够直接争取到想要的东西。然后，你可以制订详细的行动计划，帮助自己一步步克服不足，越做越好。

- 案例分享 -

一位 30 岁的女性是金融专业的研究生，目前在一家证券公司工作，多年来一直因为反复抑郁，且精神科药物治疗效果不佳而接受心理咨询。在咨询的最初阶段，她和咨询师讨论了她和男朋友的关系，两人长年异地，若即若离。她担心自己被嫌弃、被抛弃，经常在电话中向男友确认。而男友总是不耐烦，或者干脆不接电话。她有时利用周末时间奔赴男友所在的城市，却不一定被"接见"，好像男友在刻意回避自己。她认为男友的忽视都是因为自己不够好，虽然她苦苦哀求，最后仍没能留住这段感情。后来，她遇到一位很重视她的男士，她一度感到难以置信。两人结婚后，她自然怀孕，便开始担心宝宝不健康，反复进行各种检查，稍有异常就惶惶不可终日，医生的解释也不能让她放心。等到孩子顺利出生，她又担心自己不能胜任妈妈的角色。

她在工作中谨小慎微，不敢向领导提要求，很多年得不到提拔。原来的下级都做了自己的领导，这让她更加确信自己是一个没用的人。她常担心远在四线城市老家的父母，特别是他们的健康，每次父母来北京都带他们奔波于各大医院体检，其实很多项目都不是必要的。

原来，她自幼父母管教严，很少受到表扬，她必须时时小心，唯恐出错挨罚。后来她不负众望，考到北京上大学、读研，毕业后家人托关系找到这份工作。她生活疲惫，认为现状来之不易，更不敢奢求更好。好在，长程心理咨询给她提供了不少支持，让她逐渐认识自己，慢慢找到了自信。

专家分析：

1. 自幼的家庭教育造成了她对"出错"的过度敏感，继而形成了自我否定的认知行为模式，虽然这可以让她保持在低风险的生活状态中，但显然这种状态并不适应现实生活的要求。

2. 危机蕴含着转机，但需要条件实现。关键时期，心理咨询提供了安全、接纳的情感支持。在这种保护的条件下，她有机会反思自己，尝试突破，并在新模式中获益。

－ 本节课后作业 －

练习本节课介绍的第一个步骤，记录负性想法。当然，也希望你可以完成完整的四个步骤。

LESSON 11 第十一课 ———————

认知歪曲：怎么摘掉灰色的眼镜看世界？

– 本节课你将掌握 –

1. 认知歪曲的七种常见情形。

2. 如何在元认知层面扭转歪曲的认知？

认知歪曲，顾名思义是人们对事物的认识扭曲了、失真了，这种情况很常见，比如"水中月，镜中花"指的就是这种情况。

你应该也遇到过类似的情况。比如，你原来以为某件事是某个样子，但后来发现你的认识是错误的或片面的，于是拍脑袋感慨："哎呀，怎么是这样？早知道我就如何如何了。"

人在感到抑郁的时候，更容易发生认知歪曲，而且这种认知歪曲有一个特定的倾向，就是看待事物悲观消极，这又会进一步加剧抑郁状况。而且，抑郁发作的人通常并不自知这些歪曲的认知，也就是说，他们很难通过检查发现原来是自己搞错了，而是坚定地认为事情就是如他所想的那么糟。比如，有的抑郁症患者跟我说，他在抑郁发作的时候会想很多事，想着想着就会回忆起过去的事情，而且都是不开心的经历。还有的患者说，他看事情总是先看到坏的一面，好像灾难马上就会发生，然后就感到很恐慌，高度紧张，不敢行动。还有的患者甚至把自己吓得快要昏过去，头脑发涨，大汗淋漓。

接下来，我们来了解一下，人在抑郁中有哪些常见的认知歪曲。

概括地说，认知歪曲有两类核心的表现，一是根据不正确或不充分的信息妄下结论。二是不能分清楚哪些是幻想，哪些是现实。

具体来说，**这里列举七种常见的情形。**

第一种情形是随意推论。这指的是人们没有充足及相关的证据便妄下结论。最常见的情形就是，当事人觉得只要有一点不太好的迹象就会大难临头；情况稍有不对，就会往最糟糕的结果去想。

一个典型的例子就是杞人忧天。遇到这种情况，身边的人常常会安慰说："别怕，就算真的天塌了，还有高个子的人顶着呢，也轮不到你。"这句话看似很荒唐，但也用幽默的方式提醒了当事人，有无数种情况会让结果比他预料中好。

说到这里，你可能还会想到另一种情况，就是未雨绸缪。但这是一个很正面的例子，因为我们认为这是一种很好的能力。未雨绸缪一方面指的是，做事之前想到可能的坏结果，而且清醒地认识到只是可能而已，不会陷入过度的恐慌。另一方面指的是，从心理上到实际行动上，都提前做好准备，预防这种情况真的发生。这种情况在心理学上叫作防御性悲观。它与我们通常所说的悲观是不同的，是每个人都应该学习的一项能力。

第二种情形是选择性地断章取义。也就是说，根据整个事件中某一个部分或者细节下结论，而不顾整个背景的重要意义。比如，你也许会拿自己的错误和弱点来评估自己的价值，而不是拿自己的成功和优点来评价自己。之所以这么做，是因为你有一个信念，就是重要的事总是和失败联系在一起的。

这种情形产生的原因可能是从小我们就被大人提醒："你要注意了""千万别疏忽""因小失大""失之毫厘，谬以千里"。久而久之，我们只能看到自己的不足和缺点，而忽略了我们成功的潜能。

第三种情形是过分概括化。这是指人们把由某一个意外事件而产生的信念，不恰当地应用在不相干的事中。比如，你曾经被一位客户投诉了，于是你便下结论说你对客服工作是不擅长的，甚至你可能下结论说你没有能力帮助任何人。

第四种情形是扩大和贬低。我们会把生活中发生概率很小的事想成必然要发生的事，并且把这个结果想得非常严重，感觉自己一无是处。比如，一个学生会想，万一我的考试成绩不让家人满意，我就全完了。他想到的结果只是万分之一的概率，但被他当成必然要发生的事，而忽略了万分之九千九百九十九的概率。此外，他把考试成绩不理想的结果都归咎为自己没有价值。

第五种情形是个人化。这是指人们容易把某些事与自己扯上关系，就算没有任何联系也要生拉硬扯。比如，出门时天气不好，你就认为今天自己的运气不好。于是带着这种"我很倒霉"的想法，接下来一天都闷闷不乐、心不在焉，然后接连发生了几件倒霉的事，这就是所谓的"祸不单行"。然后你就觉得，自己今天果然很倒霉。其实，最开始发生的事都是偶然的，与你并没有什么必然联系。正是因为你的自我暗示，才让后面很多不理想的事发生了。

前文讲过抑郁的人很容易内疚，把别人的错误归结到自己身上，有不如意的事就怪自己，这也是一种个人化的表现。

第六种情形是乱贴标签。就是指人们把过去的不完美或过失当成自己的标签。比如，我们没有让家人满意，没符合他们的期望，我们就会认为自己是个没用的人。我们不断内化家人在我们小时候对我们的批评，这个标签一旦贴上，就怎么也摘不掉了，好像要戴一辈子。

第七种情形是极端化思考。这是指人们采用全或无的方式来思考问题，用"不是……就是……"的方式来极端地分类。这种二分法的思考，把事情只分成好和坏。

比如，小孩子在看电视的时候经常会问家长，这个人是好人还是坏人？如果家长回答这个不好说，他也好也不好，小孩子就会觉得很奇怪，好人就是好人，坏人就是坏人，一个人怎么可能既是好人又是坏人？再如，你完成了所有的工作，于是认为自己是个很有能力的员工。而一旦你有一件事没做好，发现自己并不是全能的，你就会把自己看成一个彻底的失败者。

这就像我们说的完美主义者，根本不允许自己犯任何错误。这是因为他们在认识事物的标尺上只有两端，一个好，一个坏，没有中间地带。因此，他们在认识自己时也是一样。

以上的七种情形就好像我们眼镜上七种不同的颜色，它们混合在一起反而变成灰蒙蒙的，让我们无法看清世界的真相。

那么我们如何摘掉这副灰色的眼镜呢？心理治疗里有很多认知治疗的方法可以帮助我们。在这里，我给大家推荐一个比较简单的方法，就是**在一个更高的层面上来重新认识这个问题，发现歪曲的认知，和它们辩论。这个更高的层面也叫元认知的层面。所谓元认知，就是对我们认知本身的认知。**下面举一个例子。

曾经有一个学生找到我，想要解决自信的问题，他对我说："老师，我很不自信，您能帮我建立起自信吗？"我反问他："你真的不自信吗？"他很确定地告诉我："我真的很不自信。"我又问了他一遍："你确定你真的不自信？"他很肯定地告诉我："没问题，我很确定，我就是不自信。"这个时候我告诉他："我发现了你的自信，你的自信是对你的不自信，非常自信。"

一时间，这个学生被我搞晕了，他沉思了一会儿，若有所悟地说："原来我一直是自信的，只不过自信的内容变成了不自信。"

由此我们知道，不自信是一种认知，但是他一直自信地认为自己不自信，这个坚持是一种元认知。所以，当他在认知层面出了问题，而在元认知层面没有出问题的时候，我们可以在元认知这个更高的层面发现认知上存在的悖论。同时，我们可以在这个更高的层面上釜底抽薪地解决问题。

抑郁状态下的人有很多这样的歪曲认知。比如，某人说："我不会说话，您能明白我说的话吗？"然而，我们听得非常清楚，他的意思也表达得非常完整，这说明他很会说话，但是他说话的内容却是自己不会说话。于是我们把这个矛盾反馈给他，他才意识到自己说得很好，很会说话，好像重新找回了自己。

我们经常陷入这种逻辑上的错乱，一切负面的认知，不恰当的自我评价，其实都是在认知上出的问题。我们通过在元认知层面与我们错误的结论进行辩论，就能够找到一个和谐的自己。

－案例分享－

一个 15 岁的男孩，因强迫迟疑和反复检查在精神科门诊治疗的同时，求助于心理咨询。他本来学习成绩很好，但升入高中后，写作业、考试答题的速度越来越慢。究其原因是，他把时间都耗在担心前面的题答错而反复检查、核对上。他认为如果前面的答题出了错误，就会影响考试的整体成绩，作业和试卷也会因此而不完美，即使后面答对了也不是自己期待的结果。而他期待的是像他从小学到初中那样一直特别理想的成绩——满分。为了实现这种理想状态，他还不惜花大量时间反复抄写课堂笔记，稍有不工整就重新抄。这种明显仪式化的行为常常让他熬到深夜甚至凌晨，第二天上课累得打盹，课堂笔记自然不能工整，等回家再抄。周而复始，恶性循环，心力交瘁，非常痛苦。完不成任务时，他还会划破皮肤来惩罚自己。

咨询师发现并反馈了他的认知模式，即对"完美"的错误理解和病态追求。小学和初中的学习内容相对简单，记忆的任务多于理解，考试目标也比较明确，对一般学生而言，只要足够"刻苦"都不难取得好成绩。但高中学习要求理解和应用知识的内容增加，机械的学习方式不再适用，所以必须打破原来的"完美"模式。出错是难免的，也是要学会接受的。在咨询师的鼓励下，他大胆地尝试，故意犯了一些计划中的小错误，完成了一次挑战自我的练习。

专家分析：

1. 孩子在青春期阶段出现一些歪曲的认知是常见现象。初、高中阶段的青少年正处于抽象、辩证思维逐渐成熟的心理发展阶段，他们看待事物难免片面、简单，所以认知歪曲有一定幼稚性特点，是青春期的影子。

2. 如果孩子经过青春期，认知歪曲并未一过性结束，则容易形成固定的认知行为模式。当事人明知不对，也努力改变，但总以失败告终。这就形成了抑郁性神经症、强迫症等神经症特有的矛盾性特征。

3. 如果出现严重的焦虑、抑郁、强迫症状，以及自伤、自杀等危险行为，影响到正常生活，有必要随时到精神科门诊就医。

－ 本节课后作业 －

把你平时那些负面的口头禅都记录在纸上，然后发现它属于哪一种歪曲认知的情形。是随意推论，选择性断章取义，还是过分概括化，扩大和贬低？是个人化，乱贴标签，还是极端化思考？或者是这些情形的某几种的组合。当你发现了这些问题之后，试着站在更高的元认知层面上与它们进行一番辩论。

LESSON 12 第十二课 ──────────────

强迫性意念：如何应对头脑中 那些挥之不去的恼人想法？

─ 本节课你将掌握 ─

1. 强迫性意念的四个典型特点和四种常见表现。

2. 为什么会有强迫性意念？

3. 如何运用系统脱敏法，应对强迫性意念？

很多人在感到抑郁时会被强迫性意念侵扰，也就是说，他们的脑海中反复出现某个观念或想法，并且感到很被动，很痛苦。比如，有的人总是忍不住想不好的事情，杞人忧天，看新闻里出了车祸，脑子里就总有一个声音说，今天我万一被车撞了怎么办？虽然自己也知道这种想法很荒谬，但就是控制不住。强迫性意念还会催发强迫性行为，比如有的人出门时总是反复检查门有没有锁好，甚至走了很远也要折回去检查，哪怕自己明明记得是锁好了，但不检查就是不放心。这些就是强迫性意念。**它有四个典型的特点。**

第一个特点是自我强迫。也就是说，这个想法或观念不是你自愿去想的，也不是被别人强加的，而是自己强迫自己去想的。

第二个特点是反强迫。也就是说，你完全能够意识到这个想法是不必要的或荒谬的，并且想把它从脑海中赶走，用尽了各种办法，比如忽视、压制或用其他的想法和行为来中和等，但就是无法做到不去想。

第三个特点是这些想法并不单纯是因为现实生活中的某些问题而过分担心，有些问题是莫须有的。比如，杞人忧天就是反复地替老天爷担心。

第四个特点是伴随着烦躁、焦虑的情绪体验。你因为这些不受控制的想法而非常痛苦，甚至影响正常的生活，并且引发了抑郁。

具体来说，**强迫性意念有四种常见的表现。**

第一种表现是强迫性怀疑。有的人反复怀疑自己的言行是否正确，进而会产生强迫性检查的行为。比如，反复洗手，总觉得没洗干净；写信时反复检查地址，总担心写错；等等。

第二种表现是强迫性穷思竭虑。有的人对一些日常的事情或自然现象反复思索，追根溯源，经常纠缠在一些缺乏实际意义的问题上而不能摆脱，就像我们常说的钻牛角尖。比如，他们一直想"为什么人们把桌子叫桌子而不叫椅子""为什么 1+1 等于 2，却不等于 3"。

第三种表现是强迫性联想。有的人凡是听到、看到或想到某个观念或某句话，便不由自主地联想起另一个观念或词句，而且不断地联想，不断地发散，无法停止。

第四种表现是强迫性回忆。有的人会不由自主地回想起经历过的事情，虽然知道没有必要，但还是无法自控。有时候，强迫性回忆会和强迫性怀疑同时出现，也就是在强迫性回忆的时候，怀疑自己的回忆是不是有错，于是不得不从头想起，这就加重了当事人的不安和痛苦。有时候，他们表现得好像在发呆，实际上他们是在想，如果自己被打断，或者认为想得不对，那就得从头再想。于是，因为怕别人打扰而表现出烦躁，甚至出现躲避人等退缩性表现。

为什么有的人会有强迫性意念呢？原因比较复杂。**简单地说，是因为不恰当的压制。**

如果你一直过于严格地要求自己，禁忌意识特别强，那么强迫性意念就很容易出现。因为一旦脑海里出现某个在你看来是非分的想法，你就会感到极度焦虑，无时无刻不想排除这种念头。但是当你排斥它时，就和它站在了对立面，其实反而强化了它，所以它才挥之不去。

比如，过于拘谨的人经常被一些想要冒险、反叛的突发奇想所折磨。很虔诚的宗教信徒会因为头脑里闪过那些亵渎神灵的想法而苦恼、自责。**强迫性意念指的就是，往往你越害怕什么，或越担心什么，就会越不受控制地去想什么。**它就像一个皮球，你越是重重地拍它，它反弹起来就跳得越高。

接下来，我们来分享怎么应对强迫性意念。这里教大家使用的是**系统脱敏的方法。**

强迫性意念的出现是因为当事人压制了那些让自己害怕的想法，也就是恐惧。如果我们不再感到恐惧，那自然就不会出现强迫性意念了。所以，第一步，我们要把强迫还原为具体的恐惧。你需要看到自己内心深层的恐惧，并且把它呈现出来，那么就能抓住强迫性意念的根源。

比如，某人反复地控制不住地去洗手，而且要洗到一定的次数。他所恐惧的是脏，那么脏的这种强迫性意念就挥之不去。他内心深层的恐惧其实是怕因为洗不干净手，带来疾病和死亡。那么这个时候，我们就要把他深层恐惧的疾病和死亡呈现出来。

如果直接面对疾病和死亡的场景，他肯定会受不了。但如果让他提前放松身心，他就可以一点一点地面对疾病和死亡这些他平时想都不敢想的场景。这就是系统脱敏的原理。

我们需要先学会放松的方法。放松的方法在前文中介绍过，我们再来复习一下。请你找一个非常安静且不会被打扰的环境，然后用舒服的姿势坐好或躺好。请你闭上眼睛，调整自己的呼吸，让呼吸变深、变慢。让全身的肌肉都松弛下来，让全身每一个关节都松弛下来，让全身每一个细胞都松弛下来。好像自己是一个冰激凌受热融化了，从头流到脚，非常舒服，非常轻松，非常安全。这个放松练习需要反复做，直到你感觉很舒服为止。

接下来，我们要把你的强迫性意念背后的恐惧呈现出来。当你想到你生病了，你可以把它想象成一个画面。你可以想象自己卧病在床，在发烧，在头疼，浑身都很不舒服。也可以想象自己在医院里接受检查，在输液，在住院，在做手术。把它用画面的方式呈现出来，就好像是在一个屏幕上。画面最好是静止的。当你看到这个画面的时候，给自己的紧张打一个分，最紧张是 8 分，最放松、一点也不紧张是 0 分。

当你想象出这个画面的时候，根据你的第一反应给自己打分。如果你的分数很高，是 5 分、6 分、7 分，甚至 8 分，请你保持在这个画面中，我们带着它来放松、脱敏。

把画面放在脑海中，不要离开，不要躲避。同时，调整你的呼吸，放松你的身体，放松肌肉，放松每一个细胞。注意，你需要闭着眼睛，脑海里不要离开那个画面。当你的全身都放松了，感觉自己好像一个冰激凌融化了，变成了液体，从头流到脚。这个时候，你可以把这个画面放在你的两只脚下面，好像你的两只脚踩在一个大屏幕上。同时，闭着眼睛，全神贯注地看着这个大屏幕，看着这个画面，看着这个原来让你很恐惧的生病的场景。

这个时候体会一下，你现在是几分？也许刚才你的分数比较高，而现在分数有可能降低了。如果没有降低，你需要继续放松，放松全身每一块肌肉，每一个关节，每一个细胞。调整你的呼吸，让它变深、变慢。

当你的分数接近 0 分的时候，说明在这个画面上，你的恐惧感已经成功脱敏了。接下来，我们可以再想象一个让你感到更加恐惧的画面。你也许想到的是死亡。你可以把所有关于死亡的想法呈现为一个画面，好像在屏幕上出现了医院里太平间的场景，你躺在上面，身体冰凉，你的亲人在周围非常沮丧。感受一下这个画面。

这个时候你紧张的分数又变得很高了，可能达到 6 分、7 分，甚至 8 分。带着这个画面，带着这个感觉，再次放松你的身体，调整你的呼吸，调整你的肌肉，放松关节，放松每个细胞。再让身体融化，仍然将这个画面放在两只脚下面的屏幕上，在心里目不转睛地看着。用心看着，闭上眼睛。那么紧张和恐惧的情绪会慢慢地在你的脚心化为一股暖流。它在脚心越来越明显，有可能顺着你的脚，到脚踝、小腿、大腿，扩散到全身，让你进一步放松。

当你完全放松下来，感觉很舒服的时候，你的紧张感也从刚才的8分、7分、6分，一点一点地降低到了0分。

当你真正地、放松地面对你的恐惧的时候，你就会发现原来这些并不值得恐惧，并不需要回避。那么，我们就不再需要为了回避而采取种种强迫性的意念，不用再借助强迫性意念来压制这些恐惧的想法了。

- 案例分享 -

有一位男士，他的家族很庞大，每一位长辈对他来说都意味着不同的意义。小时候，他的生活一切正常，初中时被大舅逼着出国念书，加上父母推波助澜，一人在国外生活十年之久，没有感情依托，没有人际交往。

某年春节回家过年，他不小心踢翻了妈妈的药瓶，关于有无踢翻药瓶的事，两人争执了一周左右。后来，他的妈妈一直强调洗手的问题。刚开始他不以为然，慢慢地，思想以及行为潜移默化地发生了改变，脑中反复出现洗手这件事情，明知不必要却无法控制。洗手的时间越来越长、次数越来越多。此后，"反复地、不停地洗手"成为他生活中最大的困扰。

他现在和女朋友在一起生活，而且在卫生方面对女友的控制越发强烈。垃圾只能女友出去扔，并且要双手举起，不能触碰门把手，回家洗澡之后才能碰家里的东西。因为怕外面的餐具不卫生，他一年多没出门吃过饭。他害怕到人员密集的地方，被人接触到会害怕得不得了。此外，他还害怕看到不干净的东西，从不在实体店买东西，甚至做饭的食材也会选择网购。他每天擦拭自己的小公仔，种种事情对生活造成了严重影响。

专家分析：

1. 患者的症状是典型的强迫症，表现出强迫观念以及强迫行为。头脑中不停地反复出现洗手的事情，行为上也"不甘落后"，且愈演愈烈。

2. 此种行为已泛化到生活中，比如控制女友的卫生问题，不外出吃饭、不到实体店买东西，似乎生活中到处充满了危险。

3. 患者从小就被家人安排出国留学，与人缺少交往。患者表现出来的强迫症状其实是对自身的一种保护，这让他在和外界的人与物之间建立起一层保护屏障。

- 本节课后作业 -

首先，找出你平时容易出现的强迫性意念，把它写下来。如果你没有强迫性意念，那就找一个平时你最害怕的想法，把它写下来。其次，分析在这个想法背后，你真正害怕的是什么？最后，在放松练习的基础上，进行自我系统脱敏的练习。这个练习可能需要你反复去做，一旦脱敏成功，你会变得更加勇敢，更加坚强。

LESSON 13 第十三课

自杀意念：如何应对头脑中想死的念头？

- 本节课你将掌握 -

1. 自杀意念的特点和原因。
2. 自杀意念的自救自助。

很多抑郁状态下的朋友会有自杀的念头。有的人其实并不想死，只是突然萌生了自杀的想法，这个想法可能把他自己都吓了一跳，担心自己哪天不受控制，真的采取了行动。有的人是在抑郁比较严重的时候，觉得既然自己这么难受，不如干脆死了算了，而且真的会有一种死了就可以解脱的感觉，但并不会仔细去计划，当他们情绪舒缓一些，也就不会再有这个想法。当然，还有的人会认真策划自杀的方法，甚至可能有过尝试。

不管是不是真的想死，我们都要正视自己关于自杀的念头。

为什么我们会想要自杀呢？你可能立刻会想到，因为自己太难受了，又不知道该怎么做，绝望无助，只能想到死，好像这是唯一可以摆脱痛苦的方法。

其实，人们内心对自杀的态度通常是矛盾的。哪怕是真正实施过自杀的人，他们可能在某个瞬间，也有过求生的意向。因为自杀这个想法本身，就是我们寻求解决问题的一种方式。**它常常是我们在悲观无望时的一种冲动，但过了情绪最激烈的那个时刻，这种冲动自然就会减退。**所以说，防止冲动非常重要，只要坚持住不自杀这个底线，就有希望真正解决问题。如果你去问那些曾经自杀但是被挽救回来的人，他们基本都会庆幸当时没死成，感觉之后的每一天都像重生。

你还可以从另一个角度来理解，**当我们有自杀想法时，其实内心深处并不想死。**心理学家弗洛伊德曾经提出，自杀实际上是一种自我攻击。因为一个人经历了强烈的心理刺激，对别人或社会有一些愤怒和敌意，但是又发泄不出来，所以就把这种朝向外界的攻击压抑到内心深处，转而折磨自己，自残、自伤或自杀。也就是说，自杀的想法来自情绪压抑，来自你不能把能量完全地释放出来。当然，在一些极端案例中，这种攻击依然朝外，比如我们看到有些人平时很老实，在压抑了很久之后突然爆发，甚至拿刀伤人。

不管是攻击自己还是攻击别人，都可能会造成严重后果，需要我们高度警觉，加以预防。

那么，我们接下来就讨论一下我们该怎么自助，才能防止自己一时冲动做了傻事。以下是四个建议。

第一个建议是平时注意与亲友保持联系，学会和他人交流，既包

括聆听，也包括倾诉。

听到这一条，你可能会觉得，你并不想让身边的人知道你感到抑郁。或者你曾经尝试过与他们交流，但他们并不能理解你，这让你感到很难受。那么你可以缩小范围，不必奢求所有你爱的人都能理解你，而是找到一两个你最信任的人，真诚地表达自己的感受，相信他们会给你支持。另外，你需要知道，有时候亲友的反应可能只是一种自我保护。也就是说，当你告诉他们你很难过时，他们可能嘲笑说怎么可能，或者不以为然，其实他们的反应也许只是因为被你吓到了，不知道该怎么回应。或者他们知道自己某些无意的举动伤害了你，又一时无法面对自己的愧疚。所以你可能一下子觉得很受伤，但请你明白，这并不代表他们不在乎你。你可以认真去倾听，去观察，你会发现他们在以他们的形式给你爱和支持。任何时候，都不要疏离爱你的人，他们永远会给你生活的动力和希望。

另外，也建议你多交一些朋友，而且最好是不同类型的人，这在心理学上叫作异质性。也就是说，你交的这些朋友可能性格特点不同，可能爱好不同，可能价值观不同，也可能工作领域不同，等等。通过与不同类型的人交流，你可以看到不同的人生，得到不同角度的启发，这能够帮助你把一些事看开，把问题想得更透彻。

这就是第一个建议。请记住，你永远都不是一个人孤军奋战。

第二个建议是培养参与体育运动或文娱活动的习惯，在一定程度上有助于不良情绪的释放和宣泄。

有这样一个案例，一个绝望中的人想到海边去自杀。于是，一清早他就开始向海边奔跑。但是跑着跑着，他发现自己的身体放松了，内心放空了。跑着跑着，他好像找回了自己，也找回了和大自然的联系。于是，还没有跑到海边，他就放弃了自杀的想法，并且因此养成了长跑的习惯，这个习惯对他的康复起了很大的作用。后来，他成了一个马拉松运动员。

还有的抑郁的人在抑郁难耐的时候跑去旅游、摄影，久而久之，他在自己的摄影作品中发现了很多生活的美好，也很享受自己的摄影水平不断进步。这样的案例很多。其实只要找到一个属于自己的爱好，就可以让我们找到生活的意义。

第三个建议是提高自我觉察力，一旦发现自己产生了自杀的意念，就及时实施自我救助。

我建议你提前制订好自救计划。主要包括两点，一是转移注意力，二是避开那些会导致危险的东西。

转移注意力有很多事可以做，比如去吃一顿大餐，去散散步或者做做体育运动，坐下来画画或者看书、写作，等等。只要能让你暂时不去想自杀的事，做什么都可以。另外，记得打电话给一个你最信任的人，和他聊一聊。通常你会在这个过程中，逐渐摆脱自杀的冲动。如果你需要，也可以叫人来陪陪你。

避开危险的东西，指的是有意识地让自己远离尖锐的物品、药物，或者其他可能导致危险的物品。最好在你情绪不那么好的时候就把这些东西清理掉，如果没来得及清理，那么当你的自杀意愿开始变强时提醒自己不去看、不去接触，找一些让你感到安全的东西拿在手里，比如玩偶、枕头、护身符等。你也可以换一个环境，去自己感到安全的地方，比如父母家、朋友家或者医院。

第四个建议是必要时你可以向心理医生等专业人士寻求帮助，也可以拨打心理危机干预热线。

这里提供一个北京市心理危机干预热线，电话号码是8008101117。请你不用担心打电话的过程中信息被泄露，因为这个热线是专业的机构负责的，一定会严格保密。你也不用怀疑打电话没有用，因为这些接线员可能是心理治疗师、心理咨询师，也可能是精神科医生，他们可能无法通过一次谈话就解决你的问题，但是他们可以给你支持、温暖、理解和关爱。

当然，你最好能够找专业人士做线下的长期咨询或治疗，虽然这会耗费比较多的时间，但是能够帮助你更彻底地解决问题，让你有更积极的改变。

你也可以参加一些专业的互助小组。在医院或心理机构往往会有专业的心理治疗师、咨询师或心理医生，他们会组织那些和你有着一样问题的人聚集在一起，互相慰藉和帮助。这是一种非常好的治疗形式。

- 案例分享 -

曾有一个让人痛心的新闻。15岁的男孩儿深陷抑郁，自杀几次未果。男孩儿的内心很封闭，他喜欢独自做事，比如玩滑板，打电子游戏，研究苏联的历史。而且他长期处于压抑的状态，还曾因服药过量而入院。

在男孩儿一次自杀未遂后，父母把他送进了一所专门干预青少年心理问题的学校进行治疗。朋友和亲人都认为男孩儿会逐渐好转起来，但是他并没有。

在几次自杀未遂后，男孩儿拨通了911报警电话。他告诉警察，自己胸前绑着一枚炸弹，随时可以引爆，并称人质是自己的母亲。最后，男孩儿"如愿以偿"地被警察击毙了。

在这件事发生的当天，他的母亲还打算带他再去看看心理医生。她总是忍不住在脑海中假设，如果自己在前一晚就带男孩儿去医院，如果她在更早的时候为男孩儿寻求更专业的治疗，如果她当时一直坚持让男孩儿吃抗抑郁的药物，悲剧是不是就不会发生了。

可是，悲剧已经发生，一切都太晚了。

专家分析：

男孩儿的家人面对孩子的抑郁状态做了很多努力，可悲剧还是发生了。男孩儿的抑郁有很高的自杀倾向，这是极其危险的，需要更专业的心理治疗和干预。同时，更需要锻炼的是孩子自己的内心力量。当然，如果男孩儿的家人能在他抑郁初期就有足够的意识带他进行治疗的话，这一切可能就不会发生了。

- 本节课后作业 -

在放松的呼吸过程中，体会一下生命。当你想了解死的感觉时，你可以把注意力放在呼吸上，让呼吸尽量慢下来。当你吸气到最后，换气之前，会有一种紧迫感。反过来，当你呼气到最后，吸气之前，也会有一种紧迫感。让这个紧迫感尽量往后推，在这个过程中，你就会有一种死的感觉。此外，当你换气之后，你又体会到了生的感觉。

如果你能在每次呼吸的时候都认真地体会生命的感觉和意义，那么你就会更加珍惜现有的生命。希望你经常做这个练习，把它养成习惯。这可以随时提醒你，只要一息尚存，生命就有希望。

LESSON 14 第十四课 ———————

兴趣减退：做什么事都提不起劲儿怎么办？

– 本节课你将掌握 –

1. 兴趣减退的三种典型表现。

2. 兴趣减退的四个主要原因。

3. 提起干劲儿的四个建议。

很多人以为抑郁就是不快乐。其实，抑郁最核心的一个表现是缺少活力。也就是说，**抑郁的对立面不是快乐，而是活力**。

抑郁的人常常什么也不想做，即使是该做的事他们也行动不起来。他们越这样越容易把自己封闭起来，因而越感到抑郁。

所以从这节课起，我们将进入行为的部分，探讨一下怎么应对缺少活力的问题。这节课我们先来探讨其中一种表现，就是兴趣减退。

兴趣减退，具体说来有三种典型的表现。

一是原来喜欢的东西和事情，变得没有吸引力了。比如，有的人原来很喜欢画画，抑郁发作的时候突然觉得画画一点意思也没有。有的人原来喜欢玩某一款游戏，抑郁发作的时候不知道为什么，忽然就觉得索然无味了。

二是不想见人，哪怕面对自己很亲近的人也不想说话，只想一个人静静地待着。有的人本来是一个非常活泼开朗的交际花，但在抑郁发作的时候也会躲着人，独来独往。有的人因为抑郁而疏远了亲人，尤其是爱人，虽然心里可能会自责，但就是不想和任何人多讲一句话。

三是好像看破红尘，超然物外，对什么都无所谓。逆来顺受，随遇而安，用流行的话说就是很佛系。有些人会羡慕他们的洒脱，但其实这些都是虚假的，因为他们根本没有达到那个超脱的层次，他们只是消极地回避现实。

那么，为什么人们在抑郁发作的时候会兴趣减退呢？我总结了四个主要原因。

第一个原因是精力不足，这是一个生理因素。有兴趣的前提是充足的精力，抑郁发作的人体力和精力都会减退，常常觉得干什么都很累，所以懒得做事，自然就谈不上有兴趣了。

第二个原因是惰性习惯，这是一种思维定式。为了节省精力，少动脑子，便习惯于按原来的模式不做或者少做，这是一种经济的自我保护的心理功能。

第三个原因是缺乏目标，不敢尝试。让人产生兴趣的活动往往带有一些不甘寂寞、尝试冒险和自我挑战的特点。但抑郁发作的时候人们自我评价低，害怕失败，更容易丧失目标，自暴自弃，更不用说去做冒险的游戏了。

第四个原因是生活态度消极，得过且过。抑郁久了，人们会变得悲观消极，对生活品质的要求降低了，采取一种凑合活着的态度，甚至像行尸走肉。他们感觉活着都是负担，哪里还会想自己的兴趣呢？

有时候，兴趣减退不会给人们的生活带来太大的影响。但如果现实中有一些你要做或必须做的事，那这种不想做的感觉就会让你很受折磨。接下来，我们进入这节课的重点，我会分享四个建议帮你提起干劲儿。

第一个建议是劳逸结合，循序渐进。我们要善于休息才能有充足的精力。但如果你夜里总是失眠，白天又要学习、工作，做不到劳逸结合怎么办呢？这时你可以采用自我催眠的方法，把注意力放在自己的身体上，提高休息的效率，白天也能忙里偷闲补充体力。后面，我会带领大家做这个自我催眠的练习。

当你的注意力回到自己的身体上，你就开始对自己产生兴趣了。慢慢地，由此及彼，循序渐进，你的兴趣就会越来越广。这样一来，兴趣不但不会消耗你的精力，还能给你充电。

第二个建议是挑战自我，勇于创新。你可以试着去做一些生活中原来不敢做的小事。比如，你有一件很性感的衣服，但是一直不好意思穿。那就在家里穿一天，给自己看也好，给心爱的人看也好。或者有一些话想和心爱的人说，但一直藏在心里，不敢张口。你可以鼓起勇气说出来，或者写一封信给对方，也可以发短信或微信并期待对方的反应。

另外，如果你认为自己是一个没什么创意的人，那么怎么督促自己爆发创造力呢？你可以用情感和爱作为动力。常言说："士为知己者死，女为悦己者容。"给爱人或孩子准备一份别致的礼物，因为你对他们有深厚的感情，你就会饶有兴趣地做这件事。

第三个建议是明确目标，高瞻远瞩。上文中我们提到过，我们要去摘那些跳起来能够得着的果子。但在这里，当你设定目标的时候，我鼓励你定得更高一些。如果你因为达不到目标而感到沮丧，也是很正常的。因为古语说："取乎其上，得乎其中；取乎其中，得乎其下；取乎其下，则无所得。"

与兴趣有关的创作，往往是要经历失败的。与兴趣有关的一些竞技性的游戏，也面临着失败的风险。但在这个过程中，只要你不放弃，你就会离成功越来越近。所以不要怕失败，目标定得高一些，你的兴趣、潜能就能不断地被激发出来。

第四个建议是自我激励，找获得感。小小的奖励可以刺激自己产生动机，让生活有一点加速度。给自己放个假，慢下来观察，注意生活的细节，你会得到很多积极的反馈。春日里的鸟语花香，夏日里的一缕微风，陌生人的一个微笑，都等着你去发现。你还可以充分利用休闲时光、爱吃的食物、呆萌的宠物、亲密的朋友来奖励自己。

当你得到反馈后，会重新定义自己存在的价值，不再感到悲观、消极，便找回了生活的兴趣。

今天给大家布置的作业是做**自我催眠的练习**，让你对自己感兴趣。

请你找一个安静的地方，保证自己不会被打扰，放松地坐下或躺下，调整自己的呼吸，让呼吸越来越慢，越来越深，越来越轻，直到自己听不到呼吸的声音。

虽然你闭着眼睛，但是眼睛好像注视着自己的身体，从下到上、从上到下地反复扫描。

好，注意你的脚趾，脚趾的感觉；脚心，脚心的感觉；脚后跟；脚踝；小腿；膝关节；大腿；髋关节；胸部；腹部；手指；手掌；手腕；前臂；肘关节；上臂；肩膀；颈部；肩部；下巴；面部；耳朵；眼睛；鼻子；额头；头顶，每一根头发。

从下往上扫描了一遍后，你的身体放空了吗？好，再请你从上往下扫描。

每一根头发，头顶；额头；眼睛；耳朵；鼻子；下巴；面部；颈部；肩部；胸部；上臂；肘关节；前臂；手掌；手指；手腕；腹部；背部；腰部；臀部；髋关节；大腿；膝关节；小腿；脚踝；脚掌；脚后跟；脚趾。

现在，你全身的关节都放松了，每一块肌肉都放松了，每个细胞都放松了。你开始把注意力放在自己的身体里，开始对自己的每一个细胞感兴趣，它们一直等待着你的注意。现在你们终于相遇了。

外界的一切干扰变得越来越小，你沉浸在自己身心的交互作用中，重新找回了这种和谐。保持这个状态，静静地休息一会儿。让每一个细胞产生温暖的感觉，这种感觉在身体里积少成多，变成了你的潜能。

当你行动的时候，它们就会发挥出来。当你把注意力投向外界的时候，它们就会变成你生活的兴趣。

- 案例分享 -

K先生感觉自己进入了人生的低谷。K先生在国企做财务相关的工作，工作压力不大，家里的生活条件也算优渥，渐渐地觉得人生失去了乐趣。他每天都是三点一线的生活，回到家吃完饭后就躺在沙发上看无聊的电视剧。看着当年的同学和朋友生活过得有滋有味，要么整天出去旅游，要么自己的生意和事业如火如荼，K先生觉得自己的人生一眼就看到了头。他整天沉默寡言，对孩子的教育也不上心，夫妻关系到了冰点。据K先生自己形容，他连每天做梦都是柴米油盐酱醋茶，外加遛遛狗，真不知道自己活着有什么意思。

专家分析：

1. K先生的情况很常见。人到中年，面对的挑战之一就是失去生活活力。面对这样的窘境，K先生最好及时在生活中培养自己的兴趣和爱好，避免长时间因内心压抑而产生心理问题。

2. K先生可以和爱人多沟通，共同探讨家里出现的问题，两人可以带着孩子多进行一些亲子活动。

3. 兴趣爱好对一个人灵魂的滋养是很有必要的，在业余时间让自己充实起来，不让无聊乘虚而入，才能维护好自己生活的平衡。

- 本节课后作业 -

　　做自我催眠练习，让你对自己感兴趣。这个练习请大家反复地做，特别是在平时学习、工作和生活中，随时花几分钟时间让自己暂时休息一会儿，这种休息可以起到事半功倍的效果。

LESSON 15 第十五课

拖延行为：心情差的时候总会拖延，怎么办？

```
- 本节课你将掌握 -

1. 抑郁状态中拖延的四个原因。
2. 应对拖延行为的四个建议。
```

抑郁发作的人常常会出现拖延的情况，该做的事迟迟没做完，反过来又对自己更加不满。比如，有的人心情不好的时候不想做事，可是越不做，心情越不好。或者，有的人心里一直想着一件事，可是怎么都行动不起来。

抑郁状态中的拖延与我们通常所说的拖延症，虽然表现可能差不多，但原因是不同的。抑郁状态下的人之所以会出现拖延行为，主要有四个原因。

第一个原因是精力减退，变得懒洋洋的，不愿意行动。这不是说当事人惰性太强，想偷懒，而是真的体力跟不上，心有余而力不足。我们在介绍抑郁成因的时候讲到过，人在抑郁发作的时候，身体里的神经递质分泌是失常的。这些神经递质包括5-羟色胺、多巴胺、去甲肾上腺素等。它们好比汽车的汽油或电动车的电池，如果能量不足，车就开不快。同样地，如果神经递质不足，人的身体为了节约能量就会抵抗行动。所以抑郁的人很容易累，整个人都显得无精打采的。

第二个原因是时间知觉改变了，感觉离最后期限好像很远。由于生理节奏变慢，人们对时间的知觉也会产生偏差，好像时间变慢了。有人说抑郁的人容易长寿，因为他度日如年，完成任务的截止时间因此也变得遥遥无期。好比小学生在写寒假作业的时候，总认为离开学的日子还早，明天再写吧。这种想法，日复一日。

第三个原因是注意力不集中，被无关信息干扰。因为抑郁发作的时候，人们的意志力变弱，所以更容易分心。比如，当你打开电脑要写论文时，电脑里跳出来一个新闻，浏览新闻比写论文要轻松多了。于是，你的注意力被吸引走，结果一看新闻，一条接一条，一页又一页，大半天过去了，居然忘记了自己还有论文没写。

第四个原因是心理退行，依赖舒适圈。退行是一个心理学名词，简单来讲就是变成了一个孩子。人在受到挫折的时候，会表现得很幼稚，用他小时候的应对方法来应对当前的情况。比如，如果某个成年人丢了东西，不是立刻去找，而是坐在那儿哇哇大哭。很显然，这就是一种不成熟的应对方式。

如果一个人内心的独立性、自信心，以及解决问题的能力比较弱，就更容易出现退行现象。抑郁发作的人会本能地想要保护自己，待在舒适圈不想出来。他可能一直刷手机，或者玩简单的游戏，却不愿意做事，甚至不愿意睡觉，因为手机和游戏给他带来了舒适感。

那么我们应该怎么办呢？**我分享给大家四个建议。**

第一个建议是充分休息，再开始行动。如果你感觉累了，不要强求自己去打疲劳战，那样对自己太苛刻了。俗话说："磨刀不误砍柴工。"你在状态最好的时候开工，才能保证效率最高。否则不但自己很受折磨，事情也往往做不好。你可能觉得心急，但请不要过于责备自己，要尊重自己身体的状态。

当然，休息未必就是指睡觉。你可以做一些与任务相关，却不那么耗费精力的事，而且是你喜欢做的、容易做的。拿写论文举例子，当你感到很疲惫、没有思路的时候，花一点时间给你的爱好，比如听听歌、散散步，或者浇浇花，都会起到补充精力的作用。这种行为被称为积极休息，也就是说，人们并没有完全停下，而是通过选择性地做事来帮自己保持精力。当你做完这些事，会发现自己的心情变好了，精力也有所提升，再来做你要做的事。

第二个建议是把最后期限主动提前。比如，你可以采用预留时间法，就是把截止日期自动前移，要求自己提前一点完成。与其开学前通宵地赶假期作业，不如一放假就先写完，再轻松地享受假期。如果任务的时间线太长，你可能依然没有太大感觉，那就需要你把每一步的截止日期都适当地提前一点。再如，你也可以采用逆向规划法，也就是从目标反推行动，把做事的整个过程划分成几个阶段，这样可以更清晰地知道自己每一步要完成什么。

第三个建议是屏蔽无关信息的干扰，并且训练你的注意力。 做事的时候，你要有意识地远离诱惑，也就是把那些会让你分心的东西收起来。最基本的一点，就是保持房间整洁。把桌面上无关的东西收起来，只放你当前需要的东西。比如，如果你很容易玩手机，那就把手机放到一边去。我们都离不开网络，因此很容易受到信息轰炸。所以建议你花一点时间把手机和电脑清理一下，给所有不重要的信息都设置屏蔽，防止时不时就有信息弹出来干扰你。

另外，你需要养成一个很重要的习惯，就是一个时间段内只做一件事。不管有多少事要做，你都要明白，事情要一件一件完成。所以，做事之前要分清轻重缓急，然后按照优先级来有序地完成。

教大家**一个简单的练习**。你在吃饭的时候，把食物送到嘴里之后，就闭上眼睛细细地咀嚼。让牙齿把食物充分地磨碎，再让食物充满口腔的每一个角落，让舌头上的每一个细胞都充分品尝到食物的味道，让鼻子也闻到食物的气味。不要关心外界的声音，也不要东张西望，闭上眼睛，你现在唯一的任务就是享受食物，认真地体验这个任务。

你也可以在喝茶的时候做这个练习，喝水的时候也一样，甚至你在呼吸的时候都可以慢慢地做这个练习。闭上眼睛体会空气进入鼻子，进入气管，进入肺的每一个角落。一个时间段内只做一件事，认真地去做，自然就可以避免无关信息的干扰。

第四个建议是提醒自己，此时此地该做什么。 你可以在墙上挂一个黑板，醒目地写上当前的任务是什么，以及距最后期限还有多长时间。你也可以在黑板上写下任务分解列表，注明每天要完成多少任务，完成之后就勾掉或擦掉。如果没完成，第二天要补足。用这种方式提醒自己掌控好时间，避免拖延。

- 案例分享 -

东东因为自己的拖延症差一点丢了工作。东东在一家广告公司工作，因为要和一个大客户签合同，经理让东东在这周内按照以前合作的模板拟一份合同交给客户看。因为一周的时间很充裕，而且以前也做过类似的合同，东东就没着急，前几天只在脑子里构思了合同内容。

等到最后一天的时候，东东买了咖啡和晚餐，打算加班把这个工作完成。还没做到一半，一个朋友给他发微信聊了两句，聊完之后，东东顺手就打开了手机浏览器，看了一会儿新闻，心里想着休息一下，一会儿再做也来得及。然后他又玩了一会儿游戏，刷了一会儿短视频。这时，时间已经很晚了。已经困了的东东，迷迷糊糊地熬夜把合同做了出来。

第二天，讨论合同细则的时候，客户代表发现了一个很严重的问题，如果签了字，东东的公司将会有很大一笔资金损失。还好客户发现并提了出来，不然后续问题将会非常严重。

虽然危机被化解了，可东东自然少不了被领导责备，因为他让公司的形象受损了。

专家分析：

1. 造成现代人行动拖延的一个主要原因就是手机。手机上有太多的精彩信息和娱乐内容，很容易让人沉浸其中无法自拔。

2. 案例中的东东自我控制能力很差，在明明清楚合同很重要的情况下，还是拖延到最后时刻才做完工作。这体现了东东无法享受工作，生活也不容易收获快乐。

3. 在经过正念疗法的系统训练后，东东的拖延症得到了明显改善，能够很好地觉察到自己失常的拖延状态，也学会了怎样享受当下所做的事情给自己带来的乐趣。

- 本节课后作业 -

选择四个建议中任何一个你喜欢的，先来做一个尝试。无论效果如何，都可以做个小小的总结。然后根据自己的情况再做调整。在以后的时间里，你可以尝试其他三种建议，坚持去做。相信久而久之，你会改变自己的习惯，杜绝拖延行为的出现。

LESSON 16 第十六课

精神状态：如何不让抑郁状态影响我们的工作和学习？

> **- 本节课你将掌握 -**
>
> 1. 抑郁状态对工作和学习的影响。
> 2. 减小抑郁问题造成的消极影响的四个建议。

抑郁发作的人常常会精神状态欠佳，因此会影响他们正常的工作和学习。具体来说，**有这样一些影响**。

第一个影响是疲劳感加剧。前文讲过，人们在抑郁发作的时候很容易疲惫，做一点事就累得不行，有时即使什么都不做也会感到全身乏力，无精打采。这样的精力肯定不利于工作和学习，但因为有着生理方面的原因，所以很难强打起精神。

同时，疲劳感加剧也有着心理方面的原因，那就是负性认知的加工。它既像一副灰色的眼镜，又像一个放大镜，会让疲劳感大大加强。

第二个影响是头脑变迟钝，导致做事效率下降，事倍功半。人们在抑郁发作的时候，除了精力会减退，有时候注意力、记忆力、思维力也会减退，变得很容易分心，难以全神贯注地做事。他们可能提不出什么好的想法，头脑一片空白，或者思考的过程变得很慢，有时候还会很健忘，反应也变得迟钝了，感觉好像自己变笨了。

第三个影响是丧失了对工作和学习本身的乐趣，导致厌学和怠工。上文介绍过，抑郁症患者的一个特点是，兴趣减退，这个兴趣，当然也包括对工作和学习的兴趣。所以说，除精力和脑力跟不上外，他们可能还会打心眼儿里不想做事，抵触工作和学习。

那么，怎样尽量减少抑郁状态对工作和学习的消极影响呢？我给大家分享四个建议。

第一个建议是抑郁时就休息，等状态好的时候再工作，保证张弛有度。

你也许希望能有一个方法可以帮你完全不受抑郁问题的影响。但这是不可能的。你需要有一个清醒的认识，那就是抑郁问题会影响你整个人的状态，所以不可避免会影响你的正常生活，只是有大有小而已。因此，想要尽量减小它带给我们的消极影响，我们首先要做的不是与它对抗，企图假装它不存在，而是接纳这种状态，学会与它共处，不要过于苦恼、自责。

有时候，抑郁问题就是身体发出的善意的警告。可能你平时对自己的要求太苛刻了，或者只忙于工作，对自己的关心太少了。所以抑郁问题提醒你，停下来，多关心一下自己。因此，学会与抑郁共处，才能更好地化解它。

我建议你在抑郁发作的时候，允许自己放慢脚步，甚至暂时停下来，请一段时间的假，让自己得到休息，感觉状态好些了再去做事。

这里给大家讲一个有趣的故事。古时候，一个酷热的夏天，师徒二人赶路时经过一处林子。师父觉得口干舌燥，于是对徒弟说："你往回走，就在离这儿三四里的地方，我们刚刚经过了一条小溪，你拿葫芦去取一些水回来。"

徒弟走了回去。可是当他抵达小溪的时候，正好有几辆牛车经过，溪水被搅动后变得很混浊，原本沉在溪流底下的枯叶浮了上来，水不能喝了。他双手空空地回去见师父，说："您得等一下，我会往下游走。我听到就在前面两三里的地方有水声，我去那儿取水回来。"但是师父坚持说："你回去，从刚刚那条小溪取水。如果水还是很脏，先不要回来，你只要静静地坐在那儿，不要做任何事，安静地观察，溪水迟早又会变清，你再用葫芦装回来。"

徒弟到了那里，发现师父说得没错，溪水几乎澄清了，枯叶已经漂走，泥沙沉淀下去，但还没完全干净。于是他坐在岸边，只是看着溪水流过。水逐渐变得清澈透明，他终于明白了师父的用意。这个故事给大家带来了什么启发呢？

第二个建议是适当减少工作量，或者把任务细分。

当我们面对一项繁杂的任务时，可以化整为零，把它分成很多小任务，并分配到不同的时间段里，在每个时间段之间插入休息的时间。这样就可以做到劳逸结合，步步为营，稳扎稳打，让我们在休息的过程中消化工作的收获。

第三个建议是把工作、学习和快乐联系起来。

这就是心理学中所说的普雷马克原理。简单地说，就是用你喜欢干的事作为一种强化手段，刺激你做出本身不喜欢，但必须做出的行为。比如，家长对小孩子说："做完作业你才可以出去玩。"如果有一件愉快的事等着他去做，他会很快完成另一件不喜欢做的事。望梅止渴，利用的就是这个原理。当我们想到前面有一片梅林，嘴里自然生出津液，于是行军的步伐就更快了。

那么我们可以从哪些方面和快乐建立起联系呢？比如，从感受的角度，我们可以先联想一些开心的事，然后带着这种感觉开始工作和学习。

或者从环境的角度，营造一个舒适、温馨的学习或工作环境，不必苦读或苦干。如果你喜欢种花，就在办公室里摆放些花草。如果你喜欢柔软的东西，就加一个柔软的靠垫或坐垫。

或者从做事的角度，做完该做的事就奖励自己做一件喜欢做的事。如果你喜欢画画，学习时就可以用画画的方式做笔记。你也许记得我们上小学或中学的时候，喜欢在课本的插图上涂鸦，把历史人物画得生动形象，这也是一种方法。

第四个建议是避免孤军奋战，在合作和分享中工作和学习。

工作和学习中的合作就像是洗土豆，如果一个土豆一个土豆地洗，当然非常费力。但如果把一筐土豆一起摇晃，然后用水冲洗，那么土豆之间互相摩擦，很快就把上面的泥都洗掉了。这就是 1+1 的效果为什么能大于 2。我们在合作的时候，更能发挥我们看不到的潜能。

那么怎么寻找合作关系呢？你可以找和自己水平相当的人。在工作中与同事搭档就是一种很好的合作关系，但是抑郁发作的人可能会觉得自己效率低，担心拖人家后腿，因而表现出退缩的行为。其实，助人是人类的天性，你给别人一个机会帮助你，对方会感觉自己被尊重了，以后就更愿意和你合作。

除了已经有的合作关系，你当然还可以主动去找新的合作关系。比如，你可以和几个朋友成立学习兴趣小组或读书会，一起学习，相互交流。或者与家人一起做家务，一起完成某项任务。当你做一件比较费力的事情时，想一想有哪些人可以帮助你，叫上他们和你一起做。你会发现这是一个非常有用的方法。

当然，如果你实在不想和人讲话，不愿与人合作，你也可以自我激励。比如，每天在网上给自己打卡，提醒自己所收获的小小的成就感或快乐。

- 案例分享 -

小惠是一名大学生，抑郁症复发了两次。她患抑郁症的原因是综合性的，既有原生家庭的因素，也有人格因素。

抑郁症第一次复发是在她大一暑假的时候。因为放假回家与父母的相处并不开心，而且放假期间她没有学习和工作的任务，长时间的独处让她内心逐渐失控，自己在房间会有从窗户跳下去的想法。

意识到这种状态很危险，小惠便去了心理专科医院。确诊是抑郁症后，医生给她开了药物，并做了短期的心理康复治疗。她的症状有所缓解，医生叮嘱她要留意抑郁症复发的情况。

暑假结束，小惠回到了学校。她把自己的情况和室友说了，室友们从此变成了她生活中的"心理医生"，给予了她很多的关心与照顾，并经常找小惠聊天，出去玩。在小惠抑郁症复发的时候，她的朋友们能够理解她、包容她，在学习和生活上给了她很多的帮助，小惠的抑郁期很快就结束了。

专家分析：

这是很好的对抗抑郁症的方法，及时与朋友沟通交流，在一起共同对抗抑郁。这既能给予患者强大的精神力量，也能在其想不开的时候，避免意外发生。

－ 本节课后作业 －

在以上四个建议中，根据自己的实际情况，选择一个建议进行尝试，看一看效果怎么样。如果效果让你满意，请坚持下去。也请你在以后的时间里，把其他的建议逐一尝试。

LESSON 17 第十七课

社会支持：抑郁时期该如何与他人相处？

- 本节课你将掌握 -

1. 抑郁时期，当事人在人际关系方面的问题与需求。

2. 抑郁时期，当事人该如何与他人相处？

（1）怎么应对人际往来？

①不想社交的时候可以怎么礼貌地拒绝他人？

②怎么防止自己乱发脾气伤害他人？

（2）怎么得到支持和理解？

①可以怎样与亲友沟通自己的状态？

②如果仍然得不到支持，学会保护自己，学会自处。

对于有抑郁问题的朋友来说，难以应对的不只是自己不对劲儿的状态，还有人际关系。有一些患者提到，自己不被身边的人理解，因

而感觉很孤单、无助。还有一些患者说自己明明需要帮助，但是又不想让别人知道自己有抑郁问题。这些情况其实都很常见。

抑郁发作的时候，人们通常会变得很敏感，容易与别人比较，容易感到受伤或愤怒，甚至变得很爱哭。所以不太愿意参与社交活动，遇到社交场合，常常能躲就躲，与人变得疏远又冷淡。这其实是一种本能的自我保护。

尽管一个人待着的时候，他们可能感觉稍稍好一点，但其实他们的内心深处非常渴望亲友的支持和理解。所以，一旦缺少这样的支持和理解，他们就会感到特别孤独、无力，心里很难受，又不知道该找谁诉说，该找谁帮忙。

更糟糕的一种情况是虽然他们鼓起勇气向亲友诉说，但得到了很不理想的回应。**抑郁者最讨厌的回应有这样几种。**

第一种是劝他们想开点，好像他们之所以不开心，都怪自己想不开。事实上，很多事情即使想通了，也不一定做得到。抑郁症就是这样的。**第二种是告诉他们，比他们情况糟糕的人多了去了，他们这根本不算什么。**这会让他们觉得好像自己有毛病，不正常似的。**第三种是用尽各种办法哄他们开心**，但这只会让他们感觉更糟，好像人们在施舍同情。**第四种是直接用语言讽刺、挖苦或指责。**比如，说他们无病呻吟，不像个男人，太懦弱，等等。可能还会强迫他们去做不想做的事情。尽管人们可能出于激将法等好意，但实际上没有任何效果。

这些不恰当的回应就像是在伤口上撒盐，让患抑郁症的朋友感到更加内疚、无望。

除此之外，如果抑郁者不能正确面对自己独处的需要，或者不懂得怎么拒绝别人，强迫自己像往常一样与别人交往，就会越来越压抑。有时候，因为冷落了关心自己的人，或者控制不住地发了脾气，伤害了别人，抑郁者就会非常自责，更觉得自己差劲。

概括一下，在人际关系上，抑郁者通常有两方面需求。一方面，他们希望在抑郁发作的时候也能妥善地应对人际往来。另一方面，他们希望可以在需要的时候得到别人的支持。

接下来，我们就来分享抑郁者可以怎么做。

第一个问题是怎么应对人际往来。

当你不想与人说话，或者已经严重到工作和学习都完全不在状态的时候，你通常是怎么做的呢？很多人会硬撑着，假装没什么事。那么我建议你试着做一些改变。如果别人来请你参加一项活动，先别急着答应，迟疑一下，在心里问问自己，你真的想去吗？就像一个慈爱的母亲，询问自己的孩子。**确认了自己的真实意愿，再回应对方。**

如果你并没有兴趣，那么试着拒绝。你可以想好理由再开口，但如果你找不到满意的理由，也可以试着告诉对方："不好意思，我今天状态不太好，不想去。"谁都有状态不好的时候，所以大方地说出来，这没什么好丢人的。

同样地，如果大家在一起聊天，而你不想参与，却又走不掉，**试着当别人注意到你的时候，用一个淡淡的微笑回应他。**对方会明白：哦，你可能没什么想说的，或者你可能心情不好。你不必过于在意别人怎么看你，最重要的是照顾好自己。更何况，很多时候别人怎么看待我们，常常是我们自己猜测出来的。你需要相信，大多数人关注的都是自己的事，不会时刻关注你，而且大多数人都是善解人意的，他们都明白不能强人所难。

如果有人来关心你，询问你怎么了，建议你尝试着和他聊一聊。如果对方不是你非常信任的人，那么**只需要大方地承认自己心情不好，然后感谢他即可**。比如，你可以和对方说："我确实有点事，不过谢谢你，我目前还可以自己处理。"然而，很多人会本能地说"我没事"，可是明明他们满脸都写着不高兴。这样做不仅把关心自己的人推开了，更重要的一点是，你需要注意到这是一种完全没有接纳自己状态的行为。

我们越是脆弱的时候，越是想要掩盖自己的脆弱，而表现出坚强的一面。既是给别人看，也是给自己看。但是，其实我们也需要一种示弱的能力。强撑起来的坚强常常不堪一击，而且反而耗费了我们战胜困难的能量，这让我们在夜深人静的时候更加不敢面对真实的自己。**真正的强者，敢于面对自己"弱"的一面，知道没什么好遮掩、好羞耻的。所以，敢于承认自己状态不够好，不代表你会被它淹没，反而证明了你有能量去面对、去解决。**

所以说，如果你需要请假，暂时抽身出来调整一段时间，那么，试着鼓起勇气去找领导吧。只有状态好一些，才能更好地保证工作质量。

还有一些抑郁者有易激惹的表现，他们会因为一点小事就控制不住地发脾气，不可避免地伤害到别人。控制自己不发脾气是很难的。还记得我们前面讲过，抑郁其实就是压抑已久的愤怒，所以**你需要允许自己爆发**。我建议你可以在平时做一些发泄愤怒的练习，比如把你觉得生气的事情写出来，或者找一个枕头，打它、摔它、扔它。用这样安全的方式发泄情绪，可以减少伤害别人的概率。

第二个问题是如何得到他人的理解和支持。

这里提醒大家，一定不要总想着靠自己的力量来应对抑郁问题，你要明白你不是一个人，你需要学会走出自我封闭，积极寻求帮助。

最理想的状态就是找到你最信任的、最关心你的一两个人，向他们坦诚地诉说你的苦恼。这个人最好与你在一起的时间比较长，比较了解你，比如父母、爱人或非常要好的朋友。虽然他们可能给不了你什么实际有效的解决办法，但单单是给你陪伴和倾听，就会让你感觉好很多。

为了让他们更好地帮助你，你需要尽量讲清楚你的需求。也就是说，不要只是诉苦，而是尝试告诉他们，你希望他们怎么帮你。比如，你觉得压力太大，希望他们可以减少给你的压力。你需要更简单的生活，希望他们不要给你安排太多事。你可能随时都想睡觉，希望他们理解你，不干扰你的作息。或者只是告诉他们最简单的一句话："当我难受的时候，希望可以找到你。"

同时，你也要明白，即使是最关心你的人，可能也做不到每次都认真地倾听。因为他们也有感到无助的时候，也有心情低落的时候。如果出现了这样的情况，不要觉得连他们都讨厌你，那只是他们的精力和能力有限而已。所以，**你更需要寻找专业支持，**也就是找心理医生或心理治疗师、心理咨询师来帮助你。你可以请你最亲近的人陪你一起去寻求帮助。

有两点需要你注意。第一点是在你感到心情还不错，或者有了什么收获的时候，**鼓励自己和身边的人主动分享**。这会很好地帮你改善状态。第二点是你可能有时候想要亲友陪伴，有时候却排斥他们，但不管怎样，**至少保持跟一个人的联系**，也就是每天都见上一面，或者说上几句话，哪怕只是简单的问候。

如果你是抑郁者的家人或朋友，那么也提醒你对他多一点陪伴和理解，这对他非常重要。这在心理学上叫作社会支持，对于陷入任何心理问题的人来说都是很大的帮助。

除了寻找理解和支持，抑郁者还需要学会自处。**去照顾另一个生命是非常好的方法**。比如，你可以在房间里多养一些花花草草，精心地照顾它们。或者养一只宠物，让它来陪伴你。如果你有时间，还可以去参加一些公益活动。这些都可以给你带来支持。当然，寻求专业支持是最可靠的方式。

－ 案例分享 －

因为考研失败，李阳几乎失去了自己所有的朋友。本来和班里关系很好的几个朋友约好一起考研究生，互相鼓励和探讨专业，可是半年的努力过后，只有李阳和另一个家境很好的同学没有考上。这位同学的家人给他找了很好的工作，于是就只有李阳一个人没有着落。

这让他很难过，内心一直很挣扎，认为自己与同学们已经不是同一类人了，觉得大家都会瞧不起他。聚会时，大家谈论研究生的相关话题时，李阳一句话也不敢接。渐渐地，同学间的聚会他也不参加了，甚至连毕业聚会也没出现。经过诊断，李阳的症状符合抑郁症标准，只能在家慢慢治疗，没办法去找工作或学习深造了。

专家分析：

李阳的抑郁是由考研失败引起的，但是由社交恐惧加重的。因为敏感的性格特质和自责的心态，他没有办法和考研成功的同学谈笑风生。其实同学间的感情并不会因为考研结果而改变，重点还是在于李阳不自信。他主动拒绝了社交，也拒绝了同学们和他沟通感情的机会，这才让抑郁症乘虚而入。

而有了抑郁情绪之后，李阳也没有打破自己内心的枷锁去和同学、朋友们沟通，这对病情的缓解也是不利的。

－ 本节课后作业 －

在一张纸上列出平时最关心你的人，越多越好。并且写下他们每一个人的性格特点、兴趣爱好，以及在什么时间你能够方便、及时地找到他们。由此，你可以发现自己的社会支持系统有多大。

LESSON 18 第十八课

微笑型抑郁症：心情不好的时候如何卸掉伪装的笑？

- 本节课你将掌握 -

1. 为什么会有微笑型抑郁症？

2. 什么样的人更容易有微笑型抑郁症？

3. 摆脱微笑型抑郁的四个方法。

有些人在抑郁发作的时候并不是像我们前面所讲的那样，表现出闷闷不乐，社交上变得退缩，而是看不出什么典型症状，整天乐呵呵的，社交能力也比较好。

这种情况就是**微笑型抑郁症，也叫阳光型抑郁症。这指的是一种对抑郁症的反应模式，患者用笑容和阳光的外表，来掩饰内心的抑郁。**

其实，很多人都有类似的情况。你可以留意一下自己，是否明明很生气，但是笑着说没事，或者明明很难过，但是笑着说"我挺好的"。很多人习惯了不管心情怎么样，都会保持微笑。

微笑型抑郁症可以分成两种，一种是用微笑骗别人。也就是说，他们因为碍于面子，或者为了应付社交而强颜欢笑。这种类型的人很清楚自己正感到痛苦和压抑，但是担心被别人看出来，所以表现得若无其事。他们往往害怕自己不能被别人理解，害怕暴露出脆弱的地方，尽管没人真正在意，或者害怕别人不喜欢一个哭丧着脸的人，所以不愿意让别人知道，而是选择自己默默地孤独和悲伤。

另一种是用微笑骗自己。也就是说，他们习惯性地否认自己的负性情绪，假装一切都好。他们往往不能察觉到自己其实抑郁了，只是觉得有点不对劲儿，好像越来越不像自己了，内心有一种脱离了现实的感觉。实际上，很多人在心里都对抑郁症有种污名化的理解，觉得那是懦弱、无能的表现，所以不愿意面对。

当然，**还有些人是两种类型的混合。**一开始，他们觉得心情很糟，但是不知道怎么处理，于是回避它，在别人面前若无其事。久而久之，他们也骗过了自己，误以为糟糕的心情已经过去了。

你可以对照一下，看一看自己属于哪种情况。

对于微笑型抑郁症的危害，已经不言而喻了。

第一个危害是身边的人不能及时发现，导致无法及时提供帮助。如果我们身边那些乐观的人说他们心情很糟，通常我们的第一反应是，觉得他们在开玩笑，并不会很认真地对待。当微笑型抑郁者开始行为异常，甚至突然间自杀的时候，身边的亲友会非常吃惊，才知道原来他们早就患抑郁症了。

第二个危害是生活在微笑的伪装下，会让抑郁的情绪被压抑得越来越深。有一个有名的小故事，说的是有一个人得了很严重的抑郁症，每天闷闷不乐，茶饭不思，身体也越来越差。于是，他找到当地最有名的心理医生寻求帮助。医生花了很长时间，用了很多办法，可还是治不好他。后来，医生实在没有办法，就对他说："我无能为力了。建议你去城外的马戏团，那里有个小丑，他把全城的人都治好了，每个人看到他都很快乐。也许，他能让你快乐起来。"这个人抬起头，看着医生说："医生，其实我就是那个小丑。"

　　我们来分享一下什么样的人最容易患微笑型抑郁症。

　　刚才的故事可能会让你想到著名的喜剧大师卓别林和憨豆先生，他们就得了抑郁症。有研究表明，**那些非常乐观、幽默的人，如果产生抑郁问题，最容易用笑容来掩饰。**

　　另外，注重威严的人也是高发人群。比如，位高权重、事业有成的人，或者那些争强好胜的人，他们希望自己给人留下的印象是呼风唤雨，无所不能的。所以为了维护自己的面子，他们在抑郁发作的时候，往往不愿意让别人知道。他们总是戴着一个坚毅、强大的面具，不肯摘下来。

　　也正是因为这样，患微笑型抑郁症的男性要比女性多。因为受社会文化的影响，男人总觉得"男儿有泪不轻弹""大丈夫要不屈不挠"，所以更不能面对自己的抑郁问题。

　　那么，心情不好的时候，我们应该怎么让自己面对，而不是习惯性地用笑容来伪装呢？

　　首先，我们需要放松下来。如果我们一直很紧张别人怎么看待自己，自然很难摘下面具。所以，尝试着让自己放松一点，告诉自己，展露出自己最真实的一面没什么大不了的。人在放松的状态下，可以卸掉心里的防备，更能觉察出自己真实的内在状态。

不知道你有没有观察到，当我们微笑久了，表情肌肉会很紧张，有一种皮笑肉不笑的感觉。这个时候你更需要放松。

我们可以养成一个好习惯，每天找一段独处的时间，在一个非常安静的、封闭的环境里，复习前文讲过的深呼吸放松，感受自己内心的真实感觉。我们可以什么也不做，就只是陪陪自己。感觉情绪有些拧巴的时候，可以自我暗示："我是一个活生生的人，感到不开心是再正常不过的事了。"或者："我敢面对自己的脆弱，说明我比原来更强大了。"这样来提醒自己放松下来，允许任何情绪涌上来。

其次，尝试做出一些不一样的表情。这个方法分两步。

第一步是，观察自己的表情。微笑型抑郁症其实是一种情绪隔离。所以，当你不清楚自己是什么情绪，或者不能自由地表达时，找一个独处的时间，留意一下你现在的表情是什么样的。你可以照照镜子，仔细看一看这张脸。我们在独处的时候，常常会不自觉地把面具放下来，展露出真实的自己。

比如，我有一位来访者，他就是典型的微笑型抑郁者。当他觉得自己不对劲儿的时候，虽然没觉得心情不好，但是会发现自己的嘴角是向下撇的。

第二步是，尝试做出一些不一样的表情。如果你发现自己的表情中透露着愤怒，那就试着把这种表情夸大，使劲儿皱眉、瞪眼，做出非常生气的样子。如果你发现自己有一丝悲伤，那就做出非常难过的表情，咬住嘴唇，抽动鼻子。这样做运用了具身认知的原理，也就是说，我们的生理状态可以影响心理状态。如果你的内心真的有强烈的愤怒或悲伤，那么做出这个表情，你就会有被触动的感觉，能帮你疏通情绪的通道，让真实的情绪流动起来。

再次，让自己哭出来。 很多时候，抑郁发作不是因为过度悲伤，恰恰相反，是因为我们不允许自己悲伤。所以哭出来可以减轻抑郁状况。

下面分享给大家一个真实的案例。我有一位来访者已经60多岁了，是一位中老年女性。前一段时间，她的丈夫因癌症去世了。从爱人生病到去世的整个过程中，来访者一直表现得非常坚强，她要求自己绝不能在爱人面前、孩子面前流露出悲伤的情绪。在她和我谈这件事的时候，我发现眼泪在她眼眶里打转，但就是流不下来，她的表情仍然是社交性的微笑。我请她放松下来，告诉她："这是一个安全的环境，你可以让自己任何情绪流动起来，不要压抑。"眼泪从她眼眶中流了出来。她由小声地哭到号啕大哭，压抑了很久的情绪，这一次终于释放了。哭出来之后，她觉得从来没有这么放松过，这个时候能够做真实的自己了。

所以，允许自己在心情不好的时候哭一阵儿，是一个非常简单但很重要的方法。

你也可以用其他一些方法刺激自己哭出来。比如，很多人在心情郁闷、低落的时候，会更爱听悲伤的音乐，借助音乐营造的氛围，刺激自己把情绪宣泄出来。因此，建议你在很难过，却又发泄不出来的时候，看一些悲剧电影或小说，借助这个机会痛痛快快地哭一场。

另外，需要你注意的是，想哭的时候不能压抑，但同样不能迷恋。如果一遇到事情就哭也会损害你的健康，而且会激发你的自恋倾向。

最后，就是把苦恼说出来。任何人都不可能一直快乐，不管多爱笑的人，都需要及时发泄自己的痛苦。所以你需要培养自己倾诉的能力。在上文中，我们反复提到找一个最信任、最关心你的人倾诉是非常重要的。如果找不到，去找心理医生、治疗师或咨询师，也是很好的选择。

另外，也提醒大家，多关注身边那些像欢乐豆一样的人，他们时刻给大家带来欢乐，但是他们也同样需要倾诉。

和自己倾诉可不可以呢？当然可以。你可以把自己想说的话写下来，这也是一个很好的方法。写一写情绪的日记，记录一下内心感受的细节，以后回顾的时候，你会发现自己的情绪是什么样的，这段时间有哪些提高。

有些人不善于描述自己的情绪，所以封闭了自己的感受，这在心理学上叫作述情障碍。这里我教大家一个方法。你可以找一本汉语词典，先按部首检索法，把与心有关的部首挑出来，按照这个部首查相关的词，比如感情的"感"，下面是一个心，感情的"情"，左边是一个心。

然后，你把有这些部首的字一一抄下来，再把它们组成的词一一抄下来，最后把这些词的意思也抄下来。在你写作、说话的时候，试着多使用这些词汇。慢慢地，你的情绪表达能力就会提高。

- 案例分享 -

雯雯是同事们公认的开心果。她非常开朗活泼，待人接物也很得体，很受大家的欢迎。可忽然有一天，她再也没来公司了。辞职手续是家人给她代办的。多方打听下，大家了解到，雯雯有一天晚上在家的时候，在浴室里割腕了。还好家人发现得早，她才没有生命危险。于是家人不让雯雯上班了，专心带她去做心理治疗。

雯雯之所以会突然自杀，其实是因为她的生活中发生了两个大的变故，一个是和相恋多年的男友分手了，另一个是在职场遇到了不公平的待遇。可性格要强的雯雯不愿意在人前展现自己脆弱的一面。她努力在感情上显得自己很豁达，工作上的委屈也没有及时向上司反馈，只是独自消化。时间长了，负面情绪积压太多，她终于爆发了。当晚她喝了一点酒之后，觉得生活太无趣了，一时冲动就做了傻事。

专家分析：

一方面，生活中的变故给了雯雯重大的打击。另一方面，雯雯的负面情绪没有合适的排解通道，在心里积压越久就越危险。其实人们很多的心理问题都是在其他人没有觉察的情况下发生的，这是因为当事人把自己的真实感受藏在了内心的玻璃瓶中。一旦这个玻璃瓶打碎了，满满的负面能量冲击身心，造成的伤害是巨大的。

- 本节课后作业 -

练习本节最后介绍的处理述情障碍的查词典的小方法。

LESSON 19 第十九课

抑郁症患者只要吃药就可以吗?

- 本节课你将掌握 -

1. 药物治疗的作用和副作用。

2. 药物治疗的注意事项。

3. 药物治疗和心理治疗的关系。

很多朋友都有这方面的困惑,比如,抑郁症患者是不是必须吃药,吃药有副作用怎么办,吃药到底有用吗,等等。

所以,这节课我们从三个部分来分享,解答大家的疑惑。第一部分是药物治疗的作用和副作用。第二部分是药物治疗的注意事项。第三部分是药物治疗和心理治疗的关系。

首先,我们来分享**第一部分,药物治疗的作用和副作用。**

很多人对抗抑郁药有一种恐惧,觉得这是精神类药物,好像很可怕，是不可控的，因此比较排斥。那么正确的态度和做法是什么呢？我们应该先明确诊断，然后再进行精准治疗。也就是说，你的诊断必须由专业的医生来做。医生给你诊断清楚之后，他有责任按照药物说明书上的适应证为你选用药品。如果对症了，你自然不用恐惧。相反，你应该看到希望，因为终于找到了"救命稻草"。

有些人服药一段时间觉得没有用，于是对药物治疗产生了怀疑。这里你要知道的是，药物起效是需要一定时间的。一般的抗抑郁药起效时间在两周左右。如果四周仍然没有疗效，那么你需要和医生讨论，可能要调整剂量或换药。当然，每个人对每种药品的反应都是不一样的，所以需要花时间来进行尝试和调整。专业的词汇叫作滴定，就像我们做实验用滴管来加试剂一样，找到匹配的药物也是需要经过一番过程的。所以耐心尤为重要。

另外，需要提醒你，**抗抑郁药不是快乐药**。很多人想当然地认为吃了药以后就能立刻高兴起来，这是一种误解。那么抗抑郁药能给我们带来什么效果呢？简单地说，在生理上，它可以给你提供动力，好像给你充了电，加了油。在心理上，它可以让你提高信心，原来的各种焦虑、恐惧情绪，通过药物都可以在一定程度上减轻。当然了，这同样是一个过程，最终信心和动力还需要你自己来不断地强化。也就是说，药物只是疏通了你发挥潜能的道路而已。

提到**副作用**，如果你有过一段时间的服药经历，那么应该会有感受。常见的副作用主要有早期的胃肠道反应，包括恶心、反胃、呕吐、烧心、便秘等，还会出现嗜睡或失眠。比较少见的副作用有紧张、坐立不安、出汗、食欲增强、肥胖等。

这里我们要提到一个**药源性焦虑**的问题。也就是说，人们在服用抗抑郁药的早期，原来的焦虑情绪可能会加重。这是什么原因呢？当你用药的时候，身体好像如饥似渴地得到了它想得到的食物。就像我们吃饭的时候，吃第一口并不觉得饱，还会让你更加饥饿，于是你继续吃下去，直到吃饱为止。药物治疗同样会让我们的身体出现这种现象。当然了，副作用大部分都出现在早期，所以不会持续太久，一般在一周之内都会消失。医生会选用适合的剂量，一般都是从小剂量开始使用。同时也可以使用不同的药物进行合理搭配，抵消某些药物的副作用。

很多家长担心药物对未成年人的副作用会很大，因为说明书上关于这方面的描述往往非常谨慎。但是大家要知道，药物大部分都是在肝部完成代谢的。青少年以及儿童的肝功能比较活跃，所以药物很快就被代谢掉了。所以，作为家长不必过于担心。

有的朋友还会担心抗抑郁药会导致成瘾，所以不敢吃。大家可以放心，如果是纯粹的抗抑郁药基本不会导致成瘾。但有一些安定类药物是可以成瘾的，它们大部分属于抗焦虑药。只有在用抗抑郁药的早期，为了消除药物的药源性焦虑，医生会考虑使用一些安定类药物。但是一般医生在选用药物的时候会考虑这些问题，使用时间不会超过两个月。如果服药已经超过了两个月，那么你有必要警惕，同时医生也应该及时帮你停药。

接下来，我们进入**第二部分，药物治疗的注意事项**。我总结了四点需要大家注意的地方。

第一点，要谨遵医嘱，足量足疗程地服药，切忌擅自停药。

药物治疗在疾病的不同阶段有各自的特点和注意事项。比如，在抑郁症发作早期，6—8周属于急性发作期，所以这个时候，我们使用药物的剂量会相对大一些。当患者病情稳定，抑郁程度降低了，千万不要认为万事大吉，其实此时更需要巩固治疗。同样的药品，同样的剂量，都不要擅自改动，一定要配合医生。什么时候开始减药，也要和医生仔细商量。患者要把自己疾病的状况、情绪的水平，在复诊的时候告诉医生，不要有所隐瞒。如果擅自停药，会增加复发的概率。抑郁症或躁郁症都是复发性疾病，每一次复发的治疗都比上一次治疗的难度大。所以患者要配合治疗。

第二点，要相信药物治疗的作用。

抑郁症会让人变得很消极，所以很容易对任何治疗都不抱希望。但是研究发现，患者越是相信服药有效，效果就真的越好。也许你觉得这是一种安慰剂效应，是自我暗示，但事实胜于雄辩。本来对于精神类问题来说，我们的信念确实会起很大作用。所以请你相信医生，相信既然这些药可以治好别人，就同样可以治好你。

第三点，躁郁症有一些特殊性。

很多躁郁症患者是因为抑郁发作而去求治的。但患者在使用抗抑郁药一段时间之后出现了躁狂症状，患者很担心，是不是医生水平不高，是不是使用药物不当，才使抑郁症变成了躁狂症。可以告诉大家的是，如果患者出现了躁狂现象，不管是自发产生的，还是药物诱发的，都说明其本身就是躁郁症患者，只不过医生的抗抑郁药帮他发现了潜在的问题。及早发现，及早治疗，这是一个很好的信息。躁郁症的治疗在通常情况下是不需要使用抗抑郁药的，而是使用稳定情绪的药。只有在抑郁很严重的时候，医生会为你采用一些抗抑郁的药物，但是服药时间不会太长，一旦情绪好转，仍然是以情感稳定剂为主。

第四点，防止药物依赖。

我们刚才提到，药物依赖的主要对象是安定类药物。安定类药物使用起来就像喝酒一样，越喝酒量越大。久而久之，除生理依赖外，还会产生一种心理依赖。所以我们一方面要在用药时间上严格控制，不要超过 8 周。另一方面也要提高我们的信心，消除对安定类药物的心理依赖。

最后，我们分享**第三部分，药物治疗和心理治疗的关系**。

很多朋友有疑问，吃着药还需要进行心理治疗吗？那么我要告诉你，心病还要心药医，心理治疗是很有必要的。心理治疗可以帮助你增强治愈的信心和希望，从而帮你熬过最痛苦的阶段，更好地配合医生的药物治疗。更重要的是，心理治疗可以从心理、社会的角度帮助你找到抑郁症的根源，打开让你抑郁的心结。

关于心理治疗，我们在前面已经介绍了很多方法，包括冥想、放松、认知行为治疗等。另外，我还有三个方法推荐给你。

第一个方法是**音乐治疗**。音乐的"乐"和快乐的"乐"的繁体字是"樂"，如果再加上一个草字头，那么就是繁体字"藥"。音乐既可以给我们带来快乐，也能像药物一样治愈疾病。当抑郁发作的时候，你可以听一些悲伤的乐曲，通过与音乐共鸣，让你的情绪释放出来。当然也有很多轻音乐可以缓解我们紧张和焦虑的情绪。音乐治疗是一个非常专业的领域，大家可以寻求相应的支持。

第二个方法是**暗示治疗**。暗示治疗发挥的是我们自愈的潜能，同时也可以改变我们不良的习惯。

有这样一个案例。曾经有一位名医接诊了一个眼疾患者。这个病人眼睛通红，非常痛苦，流着眼泪来找这位大夫。名医告诉他："你的症状虽然在眼睛上，但你的病根却是在屁股上。我会给你根除，但是今天不是时候，过一个月你再来找我。"一个月之后，病人果然来了，他非常感谢医生，说："你终于治好了我的病。"他的眼睛不红了，也不再流泪了。

当时医生那句话是怎么治好他眼睛的呢？实际上，医生观察到这个患者有一个习惯，就是眼睛痒痒的时候揉眼睛，结果越揉越红。那么医生给他的暗示是什么呢？"你的病根却是在屁股上"，于是病人开始注意自己的屁股，改揉眼睛为揉屁股，那么眼睛的刺激减少了，自然经过一个月就痊愈了。

这就是一个很典型的暗示治疗的例子。在暗示治疗的过程中，我们要发挥自己内在的积极的能量，这也是我们现在所谓的积极心理治疗的一个方向。

第三个方法是**催眠治疗**。在我们的潜意识里有无限的能量，只是没有得到积极的发挥。催眠治疗就是让我们在催眠状态中发挥自己的潜能。催眠状态是一种特殊的意识状态，它相当于我们处在半梦半醒之间。这个时候，我们身体放松，内心平静，注意力高度集中，可以在治疗师的指导语下屏蔽无关的信息，而集中注意力于我们所关注的内容上，通过我们的注意力来治疗自己的疾病。在前文中，我也给大家介绍了一些简单的自我催眠的方法，包括深呼吸放松训练等。

- 案例分享 -

案例 1. 对药物的不信任

有一位患者重度抑郁，在心理科确诊后，医生开了一些抗抑郁的常用药物，嘱咐他按时服药，并注意生活中心理状态的调整。但是这位患者对服用药物强烈抵触，"是药三分毒"的想法让他始终没办法完全接纳吃药这回事。再加上他在服用药物一段时间后，情况并没有明显的好转，便在心理上产生了怀疑，觉得医生的诊断或开药的出发点有问题。经过这样断断续续的服药和治疗，他的病情反而变得严重，还并发了焦虑的症状。

专家分析：

谨遵医嘱用药是最好的选择。如果患者在治疗的过程中有疑惑或不解，要及时咨询医生，千万不要自行停药或加量，这对病情是没有好处的。

案例 2. 药物依赖

患者 B 是一名很成功的商人，因为工作压力太大，加上公司的效益不是很好，他在心理上出现了抑郁问题。因为他的抑郁程度比较深，所以医院的心理科医生给他开了一些药物。

患者 B 在服用药物后，情绪的恢复比较明显，整个人的状态也变好了。在复诊的时候，医生给他的建议是，暂停用药一段时间，在后续的治疗阶段要以心理治疗为主，避免过量使用药物造成伤害。

但是患者 B 认为自己工作繁忙，没有时间做系统的心理治疗，便动用社会关系，自行购买了抗抑郁药物服用。

专家分析：

服药时间过长会让患者 B 对小剂量的药物不再敏感，只能加大剂量。这样发展到最后，不仅不能解决抑郁问题，甚至会让他在心理和生理上都产生严重的药物依赖，后续治疗反而会花费更多的时间与金钱。

－ 本节课后作业 －

请复习我们以前提到过的各种心理治疗的方法，并且在日常生活中随时随地进行练习。心理治疗的最终目的是助人自助，也就是帮助大家找到自助的手段和方法。只要你不断保持积极治疗的心态，不管是药物治疗，还是心理治疗，都能够促使你早日康复。

PART III

第三部分

特殊问题

LESSON 20 第二十课

女性的几大抑郁易感时期
——产后、经期、更年期抑郁问题

- 本节课你将掌握 -

1. 产后抑郁问题。

2. 经期抑郁问题。

3. 更年期抑郁问题。

在我们的认识当中，似乎女性更容易感伤。这一方面是受到社会文化的影响，另一方面也是由男女生理上的差异导致的。

我们都知道女性会有月经，这是女性身体里的激素周期性波动的结果。伴随着激素的波动，女性的情绪就会受到影响。另外，女性在一些特殊时期身体也会产生剧烈的变化，比如孕期、产后、更年期。这些时候，她们的情绪也很容易出现问题。

首先，我们来聊一聊**产后抑郁问题**。因为这个问题比较重要，所以我们会花比较多的时间来分享。

有研究表明，7% 到 19% 的新妈妈会在分娩后的一周或一年内体验到抑郁的情绪。其实大部分新妈妈都体验过情绪低落的情况，但是抑郁症的程度要更重，持续时间也更长。在我的临床经验中，产后抑郁症的首次发作时间通常集中在产后两周左右。

除了我们在第一节课里介绍过的那些抑郁的症状，产后抑郁症还有一些典型表现。不同的人表现也会有所不同，比如烦躁不安，变得很有攻击性，会忍不住冲着宝宝尖叫，甚至会一时冲动伤害宝宝。有时候，有产后抑郁问题的妈妈会希望自己没有生这个孩子，可以回到原来的生活。她们感受不到做妈妈的快乐，反而感觉生了孩子后天塌地陷，对自己的生活失去了把控，就像走在一团迷雾当中。还有的人变得麻木，照顾孩子只是因为义务，而不是出于对孩子的爱。严重者还会出现精神病性的症状，比如幻觉。

我们通常认为产后抑郁问题只对妈妈有所伤害，但其实对孩子也有很不好的影响。婴儿刚出生，并不是我们所以为的什么都不懂，他们其实有着非常惊人的社会性能力，会调整自己的情绪与妈妈保持一致。所以如果妈妈不开心，孩子也会受到情绪感染，变得更爱哭闹。而且，有产后抑郁问题的妈妈通常会拒绝和孩子亲近，或者随着状态时好时坏，对孩子时而亲近，时而疏远，这都会影响孩子的安全感。有研究发现，如果妈妈有产后抑郁问题，孩子长大后更容易出现人格问题。

所以，不管产后抑郁问题有没有达到抑郁症的程度，都需要我们加以注意。尤其是丈夫，要给妻子强有力的支持。如果抑郁或躁郁状态持续超过三周，就需要找专业的医生、治疗师或心理咨询师寻求帮助。

那么什么样的女性更容易有产后抑郁问题呢？她们又该怎么应对呢？我们把这两点结合起来分享。

第一，如果新妈妈过去有抑郁发作的经历，或者家庭成员中有过抑郁症患者，那么出现产后抑郁问题的概率就更大。所以提醒大家，对于性格敏感、有抑郁史或抑郁家族史，以及检查出有抑郁症状的孕妇，**需要给予更多的关注。**尤其是她们如果有产前抑郁问题，就更要配合医生的治疗。

第二，在生产前缺少准备的新妈妈更容易出现抑郁问题。因为她们很担心自己，怕身体出现意外，怕自己不能做一个好妈妈。她们更担心孩子，怕孩子生病、受伤，不能健康地长大。这些担心会带来很多负性情绪，比如很容易受挫，遇到一点难题就感到绝望，也很容易内疚，有一点没做好就怪自己是个懒妈妈、坏妈妈，甚至明明做得还不错，也觉得自己做得不够好。

所以，**新妈妈在孕期就要加强心理保健。**建议孕妇和丈夫一起，提前学习关于分娩和育儿的知识，提前做好心理准备，这样可以消除紧张和恐惧。

另外，**新妈妈要加强身体保健。**从备孕阶段起，就要注意保持心情愉悦，提醒自己不要为小事而烦恼，多听欢快的音乐，做高兴的事，管理好自己的情绪。注意保持健康的饮食、规律的作息，适当做点运动，增强身体的抵抗力。

第三，缺少亲人陪伴或亲人不和睦会影响孕妇产后的情绪。孕妇临产时，最好有丈夫或其他亲人一直陪伴在旁边，这样可以帮助她放松，给她有力的心理支持。

生产过后，最好把孩子与妈妈放在一个房间里，用母乳喂养，**家人轮流照顾，密切配合**，从而减轻产妇的体力和心理负担。

第四，如果新妈妈是一个完美主义的人，那么她更容易出现产后抑郁的问题。需要注意的是，任何一个新妈妈都会手足无措的时候，这没有关系，妈妈可以和孩子一起成长。就算新妈妈有一些做得不够好的地方，也依然是个好妈妈。有研究发现，妈妈的幸福感对孩子影响很大，只有妈妈幸福，孩子才会幸福。

新妈妈可以尝试在照顾孩子的过程中，寻找成就感。一个很好的方法就是做一些仪式性的活动，例如用日记或照片、录像来记录孩子的很多个"第一次"，或者很多个进步的表现。还可以用送礼物、举办宴会的形式来庆祝孩子的成长，甚至是爸爸妈妈的成长。

最后，我还要再次强调一下，**丈夫在应对妻子出现产后抑郁问题的过程中，是一个很重要的角色。**丈夫一定要给妻子支持，与她多沟通，多帮她做家务。如果有婆媳问题，更要注意与妻子保持亲密，照顾好自己的小家庭。

其次，我们来讲一讲**经期抑郁问题**。

很多女性在生理期快要来的时候，或者在生理期当中，会变得脾气不好。一般问题都不严重，但是有时候会给生活带来一些困扰。

最典型的表现就是没有力气，心情烦躁或忧郁，变得很嗜睡，甚至没有缘由地发脾气或哭泣。有些人还会难以集中注意力、健忘、行动不协调、头疼。有的人在经期前1—3天会体重增加，身体浮肿，尤其是早上手指发胀，下午腿和脚肿胀。严重者不愿意和亲友说话，躲避社交，常常伴有乳房胀痛、小腹不适、便秘。一般每个人都会有其中一两种症状，在经期前4—5天开始出现，经期结束也就好了。不过也有的人会在经期前10—14天的时候就开始出现相关症状。这就是经前期紧张综合征。

那么，都有哪些因素会影响女性的经前期紧张综合征，又该怎么调节呢？

第一，心态是一个重要的因素。所以女性朋友要尽量放松，这是一个正常的身体反应，不必太焦虑。可以多听听音乐，多参加一些体育活动，找机会和闺密聊聊天。独处的时候，做点喜欢的事情，想想快乐的往事。这有利于转移注意力，淡化对月经的关注，放松心情。

第二，身体状态也很重要。越是身体状态不够好的女性，情绪波动往往越大。所以，要注意**劳逸结合**，别透支了体力。多吃蔬菜水果，**补充维生素**。尤其注意，在月经前几天，减少盐的摄入。为什么盐的摄入会影响情绪呢？因为人体的神经冲动传导靠的是钠离子，摄入过多的盐会让身体里储存过多的钠。所以，**清淡饮食**非常重要。

另外，建议你多和自己的妈妈沟通，她可能会有很多好用的经验教给你。你们可以充分分享各自的感受，就算没找到什么好用的方法，这种交流也可以给你一些情感支持。

很多女性之所以痛经和经期抑郁的问题比较严重，其实有着更深层的心理原因，那就是**不接纳自己的性别角色**。她们从心底里不希望自己是个女性。这种对自己的不接纳，导致她们在经期这种属于女性的时期，身体会通过各种方式表达不满。所以，接下来教你一个方法，来接纳自己的身体，也就是自己的女性角色。

请你找一个安静的地方，放松地坐下来或躺下。把你的双手搓热，放在肚脐下面的小腹部，感受一下，双手的温暖通过皮肤传递到了小腹里面。那里面就是你的子宫、卵巢等女性的内生殖器官。

感受一下子宫的温暖，那是一个孕育生命的地方，只是现在还没有孩子住进来。于是我们会有月经。月经提示我们是健康的女性。将来，我们要借此来孕育新的生命。那个时候，我们会变得更加伟大。所以，现在的痛苦需要我们面对。

温暖，让我们感觉安全、放松。小腹的温暖可以扩散到全身，你的身体也会跟着一起放松下来。

当然，你也可以对着镜子欣赏一下自己的身体，充分感受身为女人是什么感觉。只要保持专注就可以了。

此外，还要提醒你，如果症状比较严重，最好还是到医院寻求专业的诊治。

最后，我们来介绍一下**更年期抑郁问题**。

更年期通常指的是女性在 50 岁前后绝经的这个阶段。当身体或生活中出了一些情况，很容易诱发她们的过度反应。这种过度反应，既有生理上的，也有心理上的。比如，最常见的生理反应有食欲减退、口干、心悸、胸闷、发冷或发热、脉搏增快或减慢、头晕、乏力、睡眠障碍等。一般生理变化会先发生，随后她们会有一些心理上的变化。正如我们所了解的，更年期女性容易感伤，或者容易发脾气。

所有女性都会度过更年期，但并不是每个人都会有这些反应。那些无法平稳度过这个阶段的女性，除了内分泌失调，身体素质和心理状态有时也会出问题。因此，女性想要改善自己的状态，也是从这几个角度入手。

这里，我特别想要分享给大家三点。

第一，建议大家了解一些相关知识。女性朋友可以买些书来看，进一步明白自己的状态。如果你还没有到更年期，那也最好提前有一些了解，在心理上做好准备。与经期抑郁问题一样，更年期抑郁问题一般来说也是比较正常的，所以不用太焦虑。过一段时间，情况自然就会改善。

第二，回归到夫妻关系上。注意加强夫妻间的沟通。很多人觉得老夫老妻了，没必要花时间促膝长谈。但实际上，孩子外出学习或工作，女性朋友需要把重心回归到夫妻关系上，让夫妻沟通来弥补内心的空洞。另外，保持一定频率的性生活也是很重要的，这会给自己带来"我并不老"的感觉。

第三，丰富个人生活。更年期女性大多临近退休，有的已经退休，一下子没什么事做，难免会有一种失落感。这种感觉类似中年危机，觉得生活变得很无聊，担心自己没用了，会被抛弃。这也是为什么很多退休了的父母依然很爱管孩子的事。所以，女性朋友需要多关注自己的需求，原来没空做的事，现在可以去做，把生活安排得更充实，多培养一些业余爱好。这样不仅能调节抑郁的状态，还有助于保持良好的大脑功能，促进身心健康。

- 案例分享 -

一名两个孩子的母亲在生完第二个孩子后，觉得自己的情绪近两个月越来越不稳定，经常急躁发脾气，晚上睡眠也不好，遇到点儿小事就容易着急、生气。她担心自己的状态有问题，所以一直没有回到工作岗位，遇到事情总觉得是别人的错。

和自己关系最好的姐姐帮她分析问题的时候，如果说某件事是她做得不好，她就会和姐姐生气、争辩，认为自己的亲人一定要帮着自己说话。她觉得自己现在每天都很痛苦。

专家分析：

对这位母亲产生影响的除了生理上的因素，更重要的是心理上的因素。第一次经历带两个孩子的生活，她要面对很多新的知识。但是因为产后一直被限制在家里，无论在信息接收还是在情感宣泄上，都没有很好的渠道，自然而然容易产生情绪上的大幅度波动。另外，从职场到家庭的社会角色突然转变，对一个人的心理承受能力也是一个考验。

当想法和现实产生差距的时候，人们的心里难免会产生一些微妙的挫败感，对自己目前的角色强烈不接受。当角色冲突产生的怨气没有出口，无法合理疏导的时候，就只能转而进行自我攻击，自我价值感也随之降低，对自己的角色定位模糊且对自己的能力不自信。

面对这种情况，最好的方法就是：让自己放松下来。身体放松法和冥想放松法都是不错的方法。

－ 本节课后作业 －

请你放松下来，做课程中介绍的那个接纳自己性别角色的练习。用温暖的双手抚摸你的小腹，让小腹产生温暖舒适的感觉。无论你是在更年期还是经期，或者孕以及产后，小腹都是女性重要的部位之一。请你认真地去感受它，甚至可以和它交流，说一说心里话。

LESSON 21 第二十一课

如何应对孩子的抑郁问题？
——儿童抑郁问题、青春期抑郁问题

- 本节课你将掌握 -

1. 儿童抑郁问题的表现、原因及应对。
2. 青春期抑郁问题的表现、原因及应对。

现在有越来越多的家长关注孩子的情绪问题。其实不仅成年人会出现抑郁问题，孩子也会。俗话说"少年不知愁滋味"，但其实他们心里同样会有各种烦恼，只是不会表达而已。

我们先来聊一聊**儿童抑郁问题**，也就是指 3 岁到 12 岁这个阶段儿童的抑郁问题。这个年龄段的孩子一般在上幼儿园或小学。如果他们抑郁了，通常会有以下四种表现。

第一种表现是情绪非常不稳定。有抑郁问题的儿童会无缘无故地

发脾气、哭闹、大声喊叫。或者原来挺开朗的孩子突然变得沉默少语，情绪低落。

第二种表现是注意力不集中，学习成绩下降。一般情况下，他们在认知方面没有其他太大的变化。

第三种表现是对喜欢的游戏失去了兴趣，还会出现一些行为问题。比如，容易冲动，没办法预料他们会突然做什么。或者出现不良的习惯，最常见的有咬手指甲、吸吮手指、睡觉的时候吃被子角等。严重者还会离家出走、逃学、自残甚至自杀。

第四种表现是身体不舒服，但是找不到原因。最常见的症状有发热、头疼、鼻塞、咳嗽、哮喘、腹痛、腹泻、便秘等。

这几种表现是各位家长最需要注意的。孩子的语言表达能力还很有限，所以通常不能准确表达自己的情绪。此外，他们的情绪感受能力也没有发展成熟，以至于很多时候他们对情绪的体验不深刻，自己都搞不清自己是什么情绪。因此，当负性情绪产生的时候，他们的身体就会用各种症状来表达。家长除照顾他们的身体外，也要留意他们的不适感，是不是有情绪方面的原因。

那么为什么儿童会出现抑郁问题呢？我总结了五个主要的影响因素，结合这些因素，也分享给大家该如何应对。

第一个因素是遗传。遗传一方面是指来自父母双方的基因，另一方面也指怀孕的时候，母亲子宫里的环境。

因此，优生优育特别重要。找对象的时候可以了解一下对方有没有抑郁症的家族史，怀孕和生产的时候也要保持心情愉悦。我们在上一节课已经提到了这个话题。当然，母亲在怀孕的时候营养也是非常重要的。另外，母亲还需要注意胎教的问题，可以听一些舒缓的轻音乐，让坏心情得到释放。如果心情实在不好，要及时对身边人讲出来，必要的时候也要求助于心理咨询师。

第二个因素是家庭环境，包括家庭的文化背景、经济基础、邻里关系、居住环境等。古时候有孟母三迁，现在大家都希望买学区房住，实际上就是为了**给孩子提供一个良好的大环境**。

而更重要的是小环境，也就是父母的夫妻关系。我曾经有这么一位小来访者，他对我说："我父母生下我就是一个错误。"还说："他们要是早点离婚就好了。"我了解到，他的父母经常当着他的面吵架，动不动就说离婚，而且说："要不是因为孩子，我早就跟你离婚了。"他们说者无意，孩子听者有心。所以**父母一定要做好榜样**，在孩子面前尽量多说一些正能量的话，避免抱怨和争吵，让家庭氛围保持和谐。

第三个因素是教养方式。通常父母的教养方式有专制型、放任型和民主型。我接诊的小来访者中有一个共同现象，就是他们的父母一般对他们的要求非常严格。很多父母本身就是做教师的，而且他们的工作做得非常好，自己是优秀教师。因此，在要求自己的孩子时，也避免不了像对待学生那样，要求他们言听计从。孩子稍有反抗，他们就会严加批评，甚至体罚。

因此，对孩子尽量民主一些，不要过于专制。家长在对孩子提出要求的时候，要和颜悦色地与他们充分沟通，让他们明白为什么要这样做。当孩子有不同意见的时候，给孩子话语权，认真地倾听，耐心地引导。除了学习，家长也要多关心孩子的感受，尊重他们的想法，平等地看待他们。

　　第四个因素是社交关系。儿童期是孩子社会化的关键时期，也就是说，他们的交际范围从家庭扩展到更多的人群，其中老师和同学是他们最主要的社交关系。但是有些孩子可能因为成绩不够好而招致老师的偏见、冷落，甚至是过分的体罚。还有些孩子遭遇校园暴力，被同龄人排挤、欺负。在这样的经历中，孩子很容易感到无助、气馁和沮丧，因而变得抑郁。

　　因此，家长需要多关注孩子在学校的社交情况，并且引导他们学习一些重要的社交技巧。比如，当别人提出一个要求，而自己不愿意答应的时候，该怎么拒绝。当别人欺负自己的时候，应该怎么处理。和老师或同学发生了冲突，应该怎么办。尤其重要的是，告诉他们，发生了不开心的事可以和爸爸妈妈讲。并且在他们讲的时候耐心地倾听，不去评价他们的行为。

　　第五个因素是第一逆反期，这个时期一般出现在孩子 3 岁的年龄段。孩子已经能够独立行走，能够简单地社交，甚至已经能够独自在幼儿园生活了。他们会有一种"我已经长大了"的感觉，不再需要大人的扶持，有的时候还会和父母对着干。实际上，这是一个好现象，也是孩子必经的一个阶段，所以不必苛责孩子。

　　身为家长，你可以多多地表扬他。比如，你可以说："你长大了，可以多为家里做些什么事呢？""可以把你在幼儿园里受到表扬的事情，给爸爸妈妈讲一讲吗？"

　　以上就是关于儿童抑郁问题的分享。接下来，我们聊一聊**青春期抑郁问题。**青春期通常是指 13 岁到 20 岁这个阶段，这个阶段的孩子通常在上中学或大学。这个阶段的抑郁问题通常有四种表现。

第一种表现是情绪情感体验深刻。他们开始思考一些终极问题，包括人生观、世界观、价值观。有的时候也免不了杞人忧天，为赋新词强说愁。他们渴望遇到知音，希望自己的想法能够得到共鸣。同时，又害怕被别人拒绝。

第二种表现是认知上经常自相矛盾。比如，对待父母，他们一方面觉得自己独立了，另一方面在经济上、生活上又有很多依赖。对待社会，他们的想法比较理想化，而现实往往让他们悲观失望。对待自己，他们可能因为一些缺点而非常自卑，同时又会有一些自大的想法，好像夸大自己的某些特长就可以掩盖一些缺陷。这种矛盾会存在于他们生活中的方方面面。

第三种表现是行为会有极端化的倾向。处在青春期的孩子非常容易受他人暗示，受到种种影响，好的坏的都会被放大。他们可能会因为学习成绩不好而厌学，因为不擅于处理人际关系而回避社交，也敢于公开地和父母对抗。有的时候，他们的行为会不计后果，比如打群架、性行为，也会在情绪低落的时候酗酒、自残、自杀。

第四种表现是身体很敏感。他们开始在意自己的长相，经常和偶像对比，觉得自己鼻子长得太大了，眼睛长得太小了，梦想着去做整形。这属于一种体相障碍。如果他们不能如愿，心情就会很糟糕。另外，为了保持良好的身材，他们可能会刻意地节制饮食、催吐、过度运动。这属于饮食障碍的一种倾向，往往与抑郁问题有关系。

对于青春期的抑郁问题，我同样总结了五个主要因素，并且结合这些因素分享一下我们该如何应对。

第一个因素是青春期的孩子生理发育很快，但是心理成长可能跟不上，这就导致了两者的不平衡。举一个简单的例子，女生可能面临着月经初潮以及乳房发育，但是她们从心里还不能立刻意识到自己已经成为女人了。于是，很多女生变得非常不好意思，走路弯腰驼背，怕别人注意自己的胸部。月经期间扭扭捏捏，担心别人拿自己开玩笑或嘲笑自己。

这个时候，**学习认识自己的身心特点**就非常重要了。如果你是家长，可以和他们谈一谈，自己在青春期都遇到了什么问题，又是怎么处理的。如果你正处于青春期，那么也可以把自己的问题和父母或哥哥、姐姐一起聊一聊，看看他们对你有什么建议。你应该从各个方面了解青春期生理和心理发展的特点。除了知识上的学习，你也应该跟家人一起讨论这些问题，听一听过来人是怎么看这些事的，他们对你的指导会更有针对性。

第二个因素是社会关系变得复杂，增加了孩子的压力。上小学的时候，孩子可能是家庭、学校两点一线。而到了青春期，大量的信息涌入了孩子的头脑。通过网络，孩子会主动关心他们感兴趣的话题，但过多的信息增加了孩子们的心理负担，有时候他很难处理学习和了解其他信息之间的矛盾。

所以作为父母，可以**有意识地训练孩子的社交技能**，带着他们适当地参与一些成年人的社交活动，让他了解和适应成年人的世界。

第三个因素是他们正处于人生的第二叛逆期。第二叛逆期与第一叛逆期的区别是，这个时候孩子更看重自己人格的独立，更看重自尊的需要。

所以，身为家长，**要尊重孩子的人格**。可以适当放权给孩子，家里的事情可以多听听孩子的意见，让他们参与决策，允许他们自己做决定，而不是依然像小时候那样，做什么事都必须听家长的。尤其要注意尊重他们的独立空间，进入他们的房间时要提前打招呼，并且不要随意翻动他们的东西。总而言之，家长要用对待大人的态度对待他们，这会很有利于孩子的成长。

第四个因素是两性情感成熟，但是还不具备相关的条件。我们常说的早恋就是指青春期的孩子情窦初开，对爱情的向往和性意识都在萌芽，但是还不会负责任。而且他们要承担繁重的学习任务，有时候还会遭到老师、家长不恰当的打压，这些都会导致抑郁问题的出现。

心理学上有一个罗密欧与朱丽叶现象，也就是说，他们最初对两性、爱情是好奇的，想尝试一下，因此也叫禁果效应。正是因为老师和家长的反对，加上第二叛逆期，所以越是不让他们早恋，他们越坚持，甚至会双双殉情。所以，**对青少年进行性教育是很重要的**。当然，性教育的内容要包括性生理、性心理和性伦理。

第五个因素是孩子的个性在青春期逐渐形成，开始有了自己的防御方式。我们在前文里也提到过防御方式。孩子在青春期的时候遇到挫折，会开始形成自己习惯的应对模式。

比如，一个读大一的男生向女生表达了爱意，在遭到女生拒绝之后，他心情很沮丧，但转而把精力用到学习和学生会的工作上。有人问他："是什么给了你动力？"这个青春期的男生幽默地说："虽然感情很重要，学习和为人民服务也很重要啊！"可以看到，这个男生就运用了升华和幽默这两种积极的防御方式。

所以作为家长，可以了解一下心理学中常用的防御方式都有哪些，其中哪些防御方式是成熟的、积极的，可以鼓励孩子积极地采用。相反，对于那些不成熟的、消极的防御方式，比如回避、退行、合理化等，也要帮助孩子识别。在**采取了更多的成熟的防御方式**后，我们会发现孩子的个性越来越完善。

- 案例分享 -

案例1. 儿童抑郁问题

一位父亲写信给我咨询女儿的问题：他7岁的女儿近期经常说自己身体不舒服，饭也吃不下，最常见的情况是说自己肚子痛，想要爸爸给她请假不去上学。可是每次孩子说不舒服带她去看医生，都没有发现器质性病变，医生也说身体没有问题。另外，孩子的脾气也变得很大，经常很暴躁，稍微指责一句她就会摔东西，回到家就玩手机、玩玩具，不爱写作业。

专家分析：

根据孩子父亲的描述，孩子的情绪问题可能是罪魁祸首。儿童并没有成熟的情绪处理能力，当出现他们很难处理的情绪困境时，就会启动情绪躯体化的程序，可能就会表现在身体不舒服上，所以家长要注意孩子平时有哪些情绪问题，是否有困难需要家长的帮助。

从孩子的其他表现来看，这种情绪的躯体化主要有两个益处。

1. 原发性收益：情绪的躯体化是儿童的自我保护机制，避免负面情绪产生严重后果。

2. 继发性收益：通过这样的表现，儿童可以在一定程度上控制父母，获得一些益处（比如请假不去上学）。

案例 2. 青春期抑郁问题

十来年前，一个新生儿的降临让一个家庭的分工发生了改变。高级知识分子的父亲成为家庭"煮夫"，柔弱的母亲在外打拼养家糊口。母亲常年在外做生意，和孩子没有亲密接触，孩子的一切生活起居由父亲照料。孩子上初二的时候，有一天声称自己全身难受，无法上学。父亲带着孩子到医院做检查，孩子一直拒绝，父亲发现孩子在说谎，要求他去上学。孩子不去，他便动手打了孩子，两人由此开始冷战，孩子不让父亲进家门，母亲也整日不在家。

在此期间，学校的老师因为孩子没有按时完成作业，当着全班同学的面吼他："你活该被你爸打，你就是一个坏孩子。"从此以后，孩子再也不去学校了，常常一个人坐在卫生间的马桶上，一坐就是好几个小时。或者把自己关在房间里，不和任何人讲话，就连吃饭的时候，父母也只能用微信和孩子沟通，准时准点把饭送到房间门口，否则他就不吃饭。家长无计可施，只能寻求专业帮助。

专家分析：

1. 青春期之前的孩子，建立自我世界的来源是家庭和学校。案例中的孩子在家里受到了父亲的错误教育，又在学校受到了老师的打击。这对于一个孩子来说，相当于全世界崩塌了，只能紧紧地把自己锁在小小的角落里，避免受到更大的伤害。

2. 家庭分工的错乱让孩子没有感受过母亲的关怀。在孩子的成长过程中，母亲的角色是不可或缺的。

－ 本节课后作业 －

不管你正处在青春期，还是已经度过了青春期，请写下自己在青春期里印象最深刻的一件事情。然后，和身边的人，特别是父母或孩子一起分享交流，看看对方有什么反应。不要进行评价，只是说出来和倾听。

PART IV

第四部分

升华成长

L ESSON 22 第二十二课 ———————————

接纳自我：拥抱抑郁，遇到一个更好的自己

—————————————————————————————

- **本节课你将掌握** -

1. 接纳抑郁的三个步骤。

2. 接纳自我，获得成长。

到这节课，我们的课程就基本结束了。在前面我们分享了关于抑郁的很多具体问题，大家一定有很多新的感触。其实抑郁归根结底，就是一种压抑的不开心。我们通常都很关注这种不开心，但常常忽略了其中的压抑。其实压抑是抑郁的心理根源，因为不能面对负性情绪，所以我们会抑郁。而因为抵触抑郁，所以我们深陷其中而不能走出来。

因此，这节课我将带领大家进一步接纳自己，接纳抑郁，希望可以帮助你们从抑郁的经历中获得新的成长。

不知道你现在和自己的抑郁关系怎么样？现在请跟随我一起检查，你有没有完成**接纳抑郁的三个步骤**。

第一步，监控情绪，允许自己不快乐。不知道你是否还记得，我在前面的课程里教你描画过情绪曲线，你会发现自己的情绪不是一条直线。一天中、一个月中、一年中，不同时间段都不一样。有高潮必有低谷，这是正常的生物节律。没有人会一直快乐，所以没有必要排斥不快乐。

第二步，直接面对所有的负面情绪，不必感到羞耻。情绪没有对错，所以你要允许自己生气，伤心，委屈，甚至愤怒，这些都是你生而为人的权利。不管事情究竟是怎么样的，不管你面对的是谁，不管你做了什么，你的情绪都没有错。所以不用苛责自己，也不用感到羞耻。

如果抑郁是一条小黑狗，不妨把它当成一只宠物狗，好好陪伴它。这样，它才会按自己的规律，以最安全的方式消退。否则它就一直藏在你心里，寻找机会跳出来，叫几声，提醒你注意它。可如果你对它置之不理，它就会咬你，伤害你。

第三步，接纳抑郁问题，重新发现抑郁的意义。抑郁当然是我们都不想要的，但是你也需要看到，抑郁既可以是一种诅咒，也可以是上天给你的礼物。人无远虑，必有近忧。抑郁之后，人学会了看得更远，不再被眼前的得失迷惑。我的那些已经治愈的患者都会发现自己在经历了一场抑郁后，心态变得更加平和，更能发现生活中美好的东西，非常珍惜，非常感恩。抑郁让人在沉思中厚积薄发，你可以借这次机会重新审视自己的人生，从而更加清醒地认识自己是谁，想要什么，更明白以后的路该怎么走。

成长的道路必然是坎坷的，但会给我们留下深刻的记忆。当我们成熟之后，再回顾过去，一切经历都变成了美好的风景。因此，有人说抑郁是人格完善的必由之路。当你可以真正看到抑郁给你带来的意义时，你就可以不再把它当作问题，而是与它和平相处。这个时候抑郁完成了它的使命，就会悄悄地走开。

接下来，我们进一步分享怎么在抑郁的经历中**接纳自己，获得成长**。

当你身处抑郁状态的时候，我希望你可以做到两点。

第一点是，借抑郁状态修炼自我，提高对情绪的认知能力，耐受挫折。

抑郁时，注意觉察你的感受。如果自己感到不舒服，你会发现：我能有这个完整的感受，说明我的感受是正常的。把注意力放在正常的感受能力上，不舒服就被忽略而减弱了。久而久之，耐受不舒服的能力提高了，你越挫越勇，自我就这样修炼得更加顽强，再也不怕抑郁了。

第二点是，借抑郁状态放松自我。

抑郁时，身体要求放假，如果你不批准，身体就要罢工。所以慷慨点，让它休息。大家记得田忌赛马的故事吗？田忌知道三局中自己必然要输掉一局，所以第一局索性拿自己最差的马和对方最好的马比赛。虽然输了一局，但后两局都能赢回来。抑郁时的放松休息就相当于打好田忌赛马的第一局。不怕暂时没出息，只要你保存实力，蓄势待发。

要做到这两点是有难度的，你可以在以后的生活中经常有意识地提醒自己。

　　此外，我希望你可以在状态比较好的时候，**回顾你的抑郁，多做自我反思**。经历过抑郁之后，总结一下经验。你的个性完善了多少？人格成熟了多少？如果抑郁是一场火灾，你能否像凤凰涅槃，浴火重生？如果抑郁是作茧自缚，你能否化茧成蝶，破茧而出？如果你从抑郁中获得了成长，能否带着抑郁生活，不再畏惧以后可能的复发？

　　请你记住，抑郁不是一个彻头彻尾的灾难，而是你重新整合自我的机会，你可以借助这次机会，让自己生活得比原来更好。

　　最后我们来做一个**冥想体验**。接纳抑郁，和它握手言和，并接纳自己。

　　请你找一个安静的环境，找一张舒服的沙发或床，放松地坐好或躺好，保证不受别人干扰。

　　让身体舒展开来，闭上眼睛，调整你的呼吸。放松每一个关节，每一块肌肉，感觉身体像一块黄油加热后融化了。每一个细胞都融化成液体，顺着身体流下来，最后蒸发了。

　　调整你的呼吸，身体消失了，呼吸还在，你的身体变成了光，变成了能量。呼气的时候，光从身体扩散出去，吸气的时候，光又收了回来。

　　不仅你自己在光里，这个世界上的其他人也和你一样，在光里呼吸。一收一放，过去的一切都变成了光，变成了能量。

　　自己的光和其他人的光相互交融，并不妨碍能量也在共享，保持这个状态。

当你吸气的时候，感受一下，把光慢慢地收回自己的身体，让自己的身体慢慢恢复原来的状态，恢复到你最健康、最理想的状态，那一定是青春期的时候。你全身上下都是鲜活的，充满了能量，充满了激情。

保持这个状态，细细地感受一下，从头发到脚尖，全身每一个细节，从上到下，再从下到上，细细地扫描几遍。

让自己焕然一新，慢慢地睁开眼睛。

- 案例分享 -

一位28岁的女孩，最初由她的妈妈陪同前来咨询。当时她十分憔悴，自述已经受身体不适的困扰十多年了。每次"犯病"，她全身上下不是这儿疼就是那儿难受，或者恶心呕吐，或者头晕目眩，或者腰酸背疼，或者腹痛腹泻。她从高中开始就不断在不同医院不同科室看病，各种检查治疗用药花的钱不计其数，却一直没有什么效果。大学毕业好几年了也没看好，还多次因病丢了工作。母女二人苦不堪言，来心理门诊进行咨询是家庭最后的希望。

咨询师在后续几次咨询中逐渐了解到，女孩自幼是乖乖女，不但听话而且学习好。初中时，父亲因工作很少回家，母亲颇有怨言，因此夫妻不睦。他们有时甚至当着孩子的面吵架、动手，差点离婚。她非常恐惧、悲伤，但不敢在父母面前流露，只能躲在被窝里流泪。长期压抑的情绪转化为各种躯体症状，以致生了怪病。每每谈到这些，她都泪如雨下。咨询师鼓励她勇敢面对情绪、释放压力。慢慢地，她身体上不适的症状逐渐减轻、消失了。

半年的咨询接近尾声时，女孩已经能够表里如一地感受各种情绪，并和咨询师分享，也发现自己不再是原来那个胆怯的小女孩，好像忽然长大了。后来的随访中咨询师了解到，她找到了新的工作，并且开始谈恋爱，还准备在业余时间学习心理学。用她自己的话讲："多年的心病，加半年的心理咨询，给了我重生的机会。"

专家分析：

1. 人的情绪是流动的，一旦压抑就会郁结，进而转变成躯体化症状，并形成隔离的不良模式。因此可以说，抑郁是人性的扭曲，是暂时的异化。

2. 经历痛苦并获得成长是一个艰难的自觉过程。对深陷心理困扰中的人而言，有心理咨询师的支持对他们的成长很有帮助。

- 本节课后作业 -

反复进行冥想体验练习，直到熟练掌握，可以随时随地展开。

答疑课

针对大家关于抑郁的很多问题，我从中选择一些比较有代表性的来详细解答，希望可以给予大家进一步的帮助。

首先，来回忆一下大家对前面内容的反馈。

我看到很多朋友提到，对我讲的几种认识误区很有感触。最难能可贵的是，有几位朋友说意识到了自己有继发性获益的想法，也就是潜意识中想要借抑郁来逃避劳动和责任。**敢于面对自己的潜意识，我很为你们高兴。你们非常勇敢，也对自己非常负责，这是一个很好的开始。**

当然很多朋友同时会为此感到羞耻，这再正常不过了。你不需要辩解什么，也不必责怪自己。逃避是你保护自己的本能。所以你只要平静地接纳它就好了。只不过，从现在起，你意识到了这一点，那么你就更清楚，要想摆脱抑郁，让自己好起来，以后就要警惕自己再有从中获益的想法了。**多给自己鼓鼓劲，从抑郁问题中挣脱出来，是很**

需要勇气的，当你彻底走出来再回头看，你就会惊奇地发现，原来你比你以为的要更强大。

另外，还有不少朋友对照我讲的抑郁的核心感受，发现有几条很符合自己的情况，询问我他们是有抑郁情绪还是抑郁症。

这个问题，我恐怕不能给出明确的答复。因为在书中我也讲到了，**抑郁症必须到专业的医院才能确诊**。我在生活中也接触到很多朋友，他们看了一些关于抑郁症的书或文章，发现自己符合其中的某些症状，于是就诊断自己得了抑郁症。其实，这就是把抑郁症扩大化了，给自己贴上了抑郁症的标签。所以，如果你觉得自己还能应付，时间不是很长，症状也不是很多，并不严重，那么就不必过于担忧。如果你真的很担心，那么还是请你到专业的医院去进行诊断。

接下来，我来回答几个问题。

第一个问题：老师您好，我不太懂您说的双相情感障碍，是基本都是低落状态，突然间特别激动吗？

答：这是一个专业的问题。双相情感障碍，涉及抑郁相和躁狂相。

抑郁的时候表现为"三低"，即情绪低落，兴趣减少，意志行为减少。也就是说，患者什么都不想做，什么都懒得想，什么兴趣都没有，而且心情很沮丧，严重者有可能觉得活着没意思，甚至会有自杀的冲动。

那么相反，躁狂状态表现为"三高"症状，即情感高涨，思维奔逸，意志增强。也就是说，这个时候，患者心情超级棒，一天到晚乐呵呵的，爱管闲事，觉得自己有用不完的精力。同时，才思泉涌，脑子转得特别快，说话特别多，有的时候觉得脑子里的想法太多了，嘴都跟不上脑子了，好像舌头在和脑子赛跑。

抑郁相和躁狂相一般会交替出现。这个周期有可能是几个月，也有可能是几天。在两种情绪交替的过程中，可能会出现混合发作。但是，这种情况在发生率上比较低。所以，与双相情感障碍相比，单相的抑郁症更多。但和单相的抑郁症相比，抑郁情绪更多。

那么这个同学提到的问题里说的"低落状态，突然间特别激动"，显然不是很像我们所说的双相情感障碍。因为激动的原因很多，也可能是一种激情状态。抑郁发作的时候，如果出现了焦虑，患者也可以表现得很激动。抑郁症的症状里有一种叫易激惹，或者叫激越，指的是患者可能因为一点小事就大发脾气，这也是一种激动，但是不属于躁狂，因为躁狂的时候患者往往心情特别好。

所以，因为突然特别激动就来判定自己有双相情感障碍，还是有点上纲上线。大家不用过于敏感。如果你真的怀疑自己是双相情感障碍，还是要由专业的医生来做诊断。但是，这种特别激动显然影响了你平时的心境，也需要你进行自我调节，或者去寻求心理咨询师的帮助。

第二个问题：听了老师的课，确定自己已经处于抑郁状态，但是不敢去就医，也怕公司知道，甚至担心会因此对职场发展造成负面的影响。现在对工作和生活完全没有了兴趣，已经处于硬撑的状态。

答：你不敢让别人知道自己处于抑郁状态，也没有勇气就医。显然，你有一种病耻感，即认为得了抑郁症就是自己的错，或者自己的个性软弱、不堪一击，不能胜任原来的工作，担心自己被公司的同事、领导，甚至亲友排斥。

这种想法可以理解。但是你要知道，抑郁发作只是暂时现象，不管是一时的抑郁情绪，还是抑郁症，都是可以通过咨询、治疗、调节来改善的。也就是说，人们不会一直抑郁下去。

可以设想一下，当你走出抑郁状态以后，换了一个面貌来面对生活、学习和工作，那么大家会不会对你刮目相看呢？当你走出抑郁状态之后，再回顾自己当初处在抑郁状态中的那些想法，也会觉得非常幼稚，甚至可笑。

你如果想到去就医或寻求心理咨询，这是一个非常理性的办法。我建议你鼓起勇气，积极地去寻求帮助，也许走出这一步，你就开始了新的人生。改变，实际上是从当下开始的。

第三个问题：我是个 26 岁的女生，十年前得过抑郁症，近期因失恋引起复发，住院治疗，现在靠药物维持治疗，一周有一次情绪波动。请问还是否适合恋爱结婚？听说，如果母亲抑郁，孩子有 40% 的概率会遗传，我该怎么办？

答：我们知道恋爱和结婚是每一个人生存的权利，不管你是健康人还是病人。在情绪好的时候，你可以谈一场更理想的恋爱，但情绪不好的时候，谈恋爱的质量和效率都会受影响。同样的道理，你在心情非常好、身体非常健康的状态下生出的孩子，肯定要比你在抑郁状态下生出的孩子身心更健康。

所以我们更关心的是你在准备恋爱、准备婚姻和备孕的过程中，身心状态是什么样子的。我们要利用一切可以利用的资源，让我们的心情美好起来，阳光起来，让我们的身体更加强壮起来。你目前正在接受治疗，应该说这是在为理想的恋爱和婚姻做准备工作。如果治疗达到了预期的目标是不会影响恋爱和结婚的，甚至可以提高你在恋爱和婚姻中幸福的感受。

但是从你所表述的问题来看，你每周会有一次情绪波动，说明治疗还不是很理想，还有一定提高的空间。特别是我们主张，抑郁症的治疗应该是药物治疗结合心理治疗。所以请积极地进行综合治疗，如果治疗结果满意，你的恋爱、婚姻和生孩子都会变成积极的事情，你完全可以应对。

第四个问题：我是替我女儿来学习的，我感觉她有抑郁症，老师说的每条症状她都有。我能让她知道她这是得了抑郁症吗？得了抑郁症应该怎样治疗？孩子才 15 岁，能吃药吗？

答：这里涉及未成年人的抑郁问题应该怎么处理。你非常爱女儿，也非常负责，非常有担当。但是，对抑郁症的治疗，不是家长两个人的事，也不是孩子一个人的事，而是需要整个家庭来参与。在这个过程中，我能感觉到你有一些想代替女儿来学习、来治的倾向。

你可以把这种倾向和女儿谈一谈，带着她主动地学习，了解自己，这才是作为母亲应该做的事。因为孩子 15 岁了，她已经在青春期，能够为自己的行为负责了。她也需要了解自己的身体，了解自己的心理是一个什么状况。如果母女一起来学习，女儿就不会感觉到孤独，也会增强对自己抑郁情绪的自制力。至于她是不是得了抑郁症，还是应该让她到医院去，在医生的诊治之下，需要吃药再吃药。

15 岁的孩子正处于一个个性、人格逐渐形成的时期，这个塑形期是非常关键的。所以，在这个阶段，心理治疗应该及时地跟上。

作为母亲，不能有太多的焦虑感，也不能有一种补偿的心理，觉得女儿得了抑郁症，好像是自己做得不好，自己应该怎么样去补救。这种焦虑感和补偿心理都会给她后续的治疗带来一些阻碍。所以，学习是非常好的一种策略，希望你们共同学习，积极地面对现在的困难。

第五个问题：我觉得自己就是一个非常容易感到抑郁的人，但是得不到家人的认可。我想看心理医生却被认为是不成熟的表现，我内心的痛苦无法表达。面对家人的认识误区，我该怎么办？

答：的确，有抑郁问题的朋友在面对家人时，往往可能遇到的是对方的讽刺、嘲笑、挖苦。实际上，有的时候家人的反应是想通过激将法把我们的潜能激发出来。因此，他们在表达方式和内心的动机上，可能会出现矛盾。往往感情越深，语言上越尖刻，所谓"刀子嘴豆腐心"。但是我们通常只能感受到他们表面的意思，无法深入地理解。

那么，在这个时候，我们更需要理解家人的情感表达。如果我们能放松下来，让自己内在的情感得到直接的表达，就可以把这种表面的矛盾变成一种深层的情感连接。如果我们能够顺畅地表达情感，我们就可以在这个过程中充分地敞开自己的内心，在与家人的联系中获得一种安全感。因此，我们可以了解到家人对我们的爱并不是像他们嘴上说的那样，那是一种过于强烈的、急于求成的表达方式，只是那个方式过于极端了。

如果我们去寻求心理医生的帮助，可以采用家庭治疗的方式，重新梳理一下家庭成员之间的关系，让我们能够顺畅地表达自己的情感，让家人也能够顺畅地表达他们对我们的关爱。心理治疗或家庭治疗，可以让我们重新回归到一个和谐、幸福的家庭关系中，这才是对我们真正有效的帮助。

第六个问题：我是一个大二的学生，高考期间就出现了异常。在那段时间里，我休过学，吃过药，找过咨询师，也听过一些心理学的课程。虽然状况好了很多，但还是有好几点纠结的地方，不知道如何解决。

答：这个同学很不容易，抑郁了两年多，一直在坚持，寻求各种解决的方法。他对自己的抑郁状态有自知力，没有放弃一点希望。这种毅力值得我们学习。尽管他现在还有一些问题没有解决，但是我们看到他能带着抑郁学习、生活，将来也一定能够走出抑郁。遗憾的是，他纠结的地方没有详细地说出来，我也无从下手，难以提供确切的指导。但是可以告诉他的是，我们的生活可以带着问题往前走。如果有些问题很简单地就有了一个标准答案，那么容易使我们形成思维定式，这对我们探索自己反而是一个障碍。所以我们期待着这位同学，继续发现新的问题，认识新的自己。

另外，还有很多朋友有类似的困惑，比如去过医院，但对医生不满意。或者对照抑郁的标准，感觉自己可能达到了抑郁症的程度，用了很多方法调整，但是结果都不太理想。

我们知道，抑郁发作的时候，一个重要的方法就是去求助，尽管求助的过程并不都是一帆风顺的。想要找到有效的方法，我们从开始时就需要一个指路人，他可能是心理医生、治疗师或咨询师。我们与他之间的匹配也非常重要。除我们的第一印象、直接感觉外，我们还应该了解他的资质，他所从业的机构是否正规，他接受过什么教育培训，是否有能力胜任治疗工作。心理治疗是一个助人自助的过程。尽管最终都要靠我们自己来解救自己，但是开始的时候，我们仍然需要借助外力，只要你不放弃，一定能够找到帮助你的人。

我再重复一下，寻求专业帮助是一个很好的，甚至是很有必要的方法，尽管有时候求助的过程并不是一帆风顺的。

那么，我来分享一下怎样找到适合的、满意的心理医生、治疗师或咨询师。首先，专业资质很重要。那怎么看这一点呢？我们先看其从业的机构是否正规。通过证件是否齐全，坐落在什么位置以及声誉如何，你可以大致有个判断。最好能找到行内的朋友打听，如果没有，也可以尝试打听一下有过求助经验的朋友。另外，去这个机构的网站仔细浏览一下，看一看他们的人员是否足够专业，都接受过什么专业培训，有多久的从业经验，擅长什么领域。

除了专业资质，双方之间的匹配也很重要。也就是说，一方面，你要选择擅长抑郁症问题的专业人员。有些专业人员虽然资历很不错，但是他擅长的方向主要在其他的心理问题领域，那么他就可能不适合你。另一方面，重视你的感觉。你对他的第一印象怎么样？你感觉自己在他面前是不是比较舒服？这就是两个人的气场匹配问题，在心理工作中也是很重要的。

在求助的过程中，你很可能会遇到一些问题，比如找到的专业人员你不满意，别灰心，换一个继续尝试。同时提醒你，不要太心急，解决问题需要一个过程，你要有耐心。只要你不放弃，坚持下去，就一定可以找到一个能帮你的人，并且在他的帮助下走出抑郁状态。

第七个问题：关于安全岛技术的练习。有朋友感觉对于原生家庭造成的长期的身心创伤，安全岛技术的效果很有限。

答：对于这个问题，我们需要理解，我们在原生家庭里长大，人格的深层已经受到了影响。这种影响太深远了，所以肯定不是一两次简单的技术处理就可以清除的。而且，这种身心创伤已经过了很长的时间，所以我们本身就已经做了很多自我适应，想要疗愈它，阻碍也变得更多。

安全岛技术本身提供的是一种保护，也就是说，它有一个应急的作用，可以帮我们迅速找到自我支持。但是对于深层的问题，它不一定能够帮我们解决很多。所以，效果是有限的。不光是安全岛技术对解决这个问题的效果有限，任何一个单独的技术效果都是有限的。如果你有这种原生家庭带来的长期创伤，仍然建议你做长期的心理治疗，包括家庭治疗，会给你带来更多帮助。

还有朋友在安全岛技术的操作上遇到了困惑。比如，一位朋友问道："我创造安全岛的时候，想要一个爱我的人，除了这个人我什么都不想要，所以做不下去怎么办？"这个朋友的经历比较坎坷，她从小父母离异，19岁的时候父亲自杀。后来她和前男友的感情很好，但因为现实问题分开了。现在的婚姻不幸福，陷入了婚外情。

我在介绍安全岛技术的时候提到了，我们可以带任何东西进入安全岛，但是不能带别人进去。因为这个安全岛是在我们心里一个最隐蔽的地方，其实它象征的是我们给自己力量的源泉。而当你想找一个爱你的人时，可能就忽略了内在的保护性的资源，而完全依赖这个外在的人。所以与安全岛技术的方向是矛盾冲突的。

这个朋友的问题，可能出在亲密关系上。安全岛技术是处理我们自我关系的。而想要解决亲密关系的问题，可能还需要一对一的心理咨询或治疗。

第八个问题：我发现我妈妈有抑郁型人格的特点，天天说话都很冲，好像什么事都不如意，感觉自己受她影响太多。

答：这位朋友作为抑郁者的女儿，不想被母亲影响，这种想法我们可以理解。那么你有没有想过，自己为什么会受母亲的影响呢？这可能有两个原因，第一个原因是有的人对抑郁症有一种恐慌，不接受，也就是有一种羞耻感。如果我们发现了亲友有抑郁型人格，而自己没有帮助他去解决这个问题，会产生一种无能为力的感觉。慢慢地，这种负面的情绪会越来越多，甚至觉得他已经不可救药了。第二个原因是双方之间的感情太深了，所以急于去改变他。如果他不按我们的意愿去说话做事，就会惹恼我们，会让我们感觉自己受到了负能量的影响。

针对这两个方面的原因，我们可以采取一种积极的态度来应对。比如，这位朋友来学习我们的课程，通过学习，更加理解妈妈为什么形成了目前这个人格特点。如果有可能的话，把我们学习的内容和她一起讨论、分享。也许在某个时刻，妈妈自愈的能力就被挖掘出来了，她会反省自己的经历，分析自己的个性。在这个过程中，作为孩子，你可以变成妈妈的同学，变成妈妈的老师，甚至是妈妈的心理咨询师，两个人一起改变。我想这是一个更好的相处方式。

第九个问题：请问老师，患者不想听课，怎么说服他呢？

答：你想让他听课的愿望非常好，但是要找到合适的时机。尽管你感觉这个课程很好，但是患者难以接受也没有用。我们要想真正帮助他，就需要了解他本人的需要，而不是强迫他接受某些知识，或者是在理论上说服他。如果他心里并不情愿，即使听了也往往不会有什么收获。所以建议你先了解他需要你做什么。如果暂时不需要，不妨就只是陪伴他，倾听他，把你听课的感受和他一起分享。等待时机，等他敞开了心扉，重新考虑听课这件事，我们再做进一步的工作。

第十个问题：什么情况需要吃药？怎么判断自己需不需要吃药？

答：抑郁症的诊断和药物治疗都需要专科医生来做，千万不要自己看着说明书就找药吃，这个风险是很高的。另外，我们找医生，也不一定能够精准地找到。一般的医生，在很短的时间里，由于信息不充分，简单地给你开一个药，不一定能帮到你。所以我还是建议你到专门的心理医院去做诊断和治疗。关于具体的用药问题，前文里也提到过，病程有不同的阶段，不同的人对用药也有不同的要求。这方面没有标准答案，要具体问题具体分析。你只需要听你的医生是怎么讲的，遵从医生的嘱托，因为他和你接触久了，对你有全面的了解，所以更能够真正地帮到你。

图书在版编目 (CIP) 数据

如何靠自己摆脱抑郁 / 彭旭著 . —北京：中国法制出版社，
2020.5

（总会变好的）

ISBN 978-7-5216-0939-4

Ⅰ . ①如… Ⅱ . ①彭… Ⅲ . ①抑郁症－自然疗法－通俗
读物 Ⅳ . ① R749.405-49

中国版本图书馆 CIP 数据核字（2020）第 037193 号

策划编辑 / 责任编辑：陈晓冉（chenxiaoran 2003@126.com） 封面设计：汪要军

如何靠自己摆脱抑郁
RUHE KAO ZIJI BAITUO YIYU

著者 / 彭旭
经销 / 新华书店
印刷 / 三河市国英印务有限公司
开本 / 880 毫米 × 1230 毫米 32 开　　　　　　　　印张 / 5.75　字数 / 126 千
版次 / 2020 年 5 月第 1 版　　　　　　　　　　　2020 年 5 月第 1 次印刷

中国法制出版社出版
书号 ISBN 978-7-5216-0939-4　　　　　　　　　　　　　定价：29.80 元

北京西单横二条 2 号　邮政编码 100031　　　　　　　　传真：010-66031119
网址：http://www.zgfzs.com　　　　　　　　　编辑部电话：010-66071900
市场营销部电话：010-66033393　　　　　　　　邮购部电话：010-66033288
（如有印装质量问题，请与本社印务部联系调换。电话：010-66032926）